Lucia Schmidt

FASZIEN YOGA

GESUND UND VITAL DURCH ELASTISCHES BINDEGEWEBE

KOSTENLOSE APP-INHALTE:
über 2 Stunden effektive FaszienYoga-Praxis

KOSMOS PLUS

nymphenburger

Inhalt

Dank

Als Erstes möchte ich Annette Bach danken, dass sie nicht lockergelassen und so insistiert hat, dass ich nicht anders konnte und mich dem Thema Faszien zuwenden MUSSTE. Der Austausch mit ihr ist immer frisch, chaotisch und experimentierfreudig. Dank auch meinen Schülerinnen, die sich offen und interessiert auf die vielen Experimente eingelassen haben und so feinfühlig und achtsam waren, mir hilfreiche Rückmeldungen zu geben. Robert Schleip hat mich bei unserer ersten Begegnung regelrecht angesteckt. Er ist – ganz im Sinne des Bindegewebes – ein wahrer »Netzwerker«, der mit seiner humorvollen, lockeren und wachen Art sofort den Funken der Begeisterung in mir entfacht hat. Ich bewundere die Offenheit, mit welcher er seine Daten und Informationen teilt; die Freude, Lust und Ausdauer, mit welcher er verschiedene Fachleute zusammenbringt und wie diese mit ihren Erkenntnissen und Erfahrungen sich gegenseitig und auch andere inspirieren. Thomas Myers' »Myofasziale Leitbahnen« entsprechen meiner Liebe zu Ordnung und Struktur. Durch sie gibt es in diesem endlosen faszialen Netzwerk gewisse Orientierungspunkte. Diese machen es leicht, einem Konzept zu folgen, wenn man Übungen entwickeln will. Wer mein Bewusstsein für die Faszien verändert hat, ist Gil Hedley. Er hat mich zutiefst berührt mit seinen klaren anatomischen Erklärungen, die zugleich philosophisch und poetisch sind. Erst durch ihn wurde mir die Erkenntnis geschenkt, worum es bei den Faszien auf einer umfassenden, ganzheitlichen und übergeordneten Ebene geht. Dankbar bin ich mit meiner Lehrerin und meinem Lehrer des Kashmir Shivaismus verbunden, die es mir mit ihrer Begleitung möglich gemacht haben, die unmittelbare Berührung mit dem Leben und dem feinstofflichen Gewebe zu erfahren, das alles durchdringt und alles mit allem verbindet. Diese Erfahrung der Einheit mit der Kraft, die hinter allem steht, hat mich transformiert.

EINSTIMMUNG AUF DAS THEMA

*»Das Höchste,
wozu ein Mensch gelangen kann,
ist das Erstaunen.«*

Johann Wolfgang von Goethe

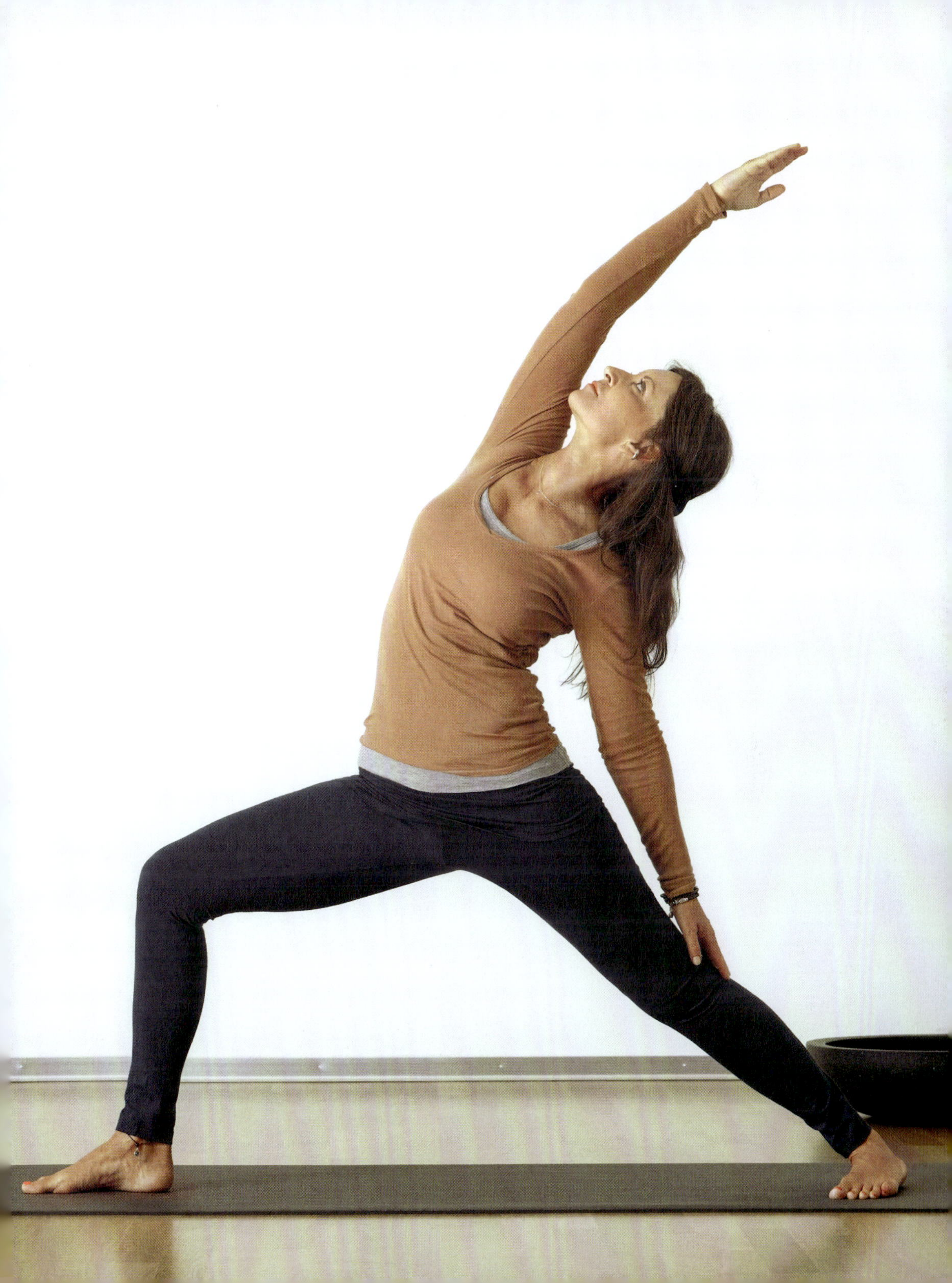

Einleitung

Um es gleich vorwegzunehmen – Faszien sind nichts Neues. Egal, was wir tun, Faszien sind an jeder Bewegung maßgeblich beteiligt. Viele Manualtherapeutinnen arbeiten seit Jahrzehnten mit diesem Gewebe. Was allerdings neu ist, sind die Untersuchungsmöglichkeiten, aus denen hervorgeht, welch Wunderwerk die Faszien sind. Wir beginnen erst jetzt zu erahnen, welche Möglichkeiten sich uns eröffnen, wenn wir die Faszien gezielt ansprechen. Jetzt kennen wir die viel größere Bedeutung, die den Faszien zukommt. Sie sind keineswegs totes Verpackungsmaterial, sondern ein verbindendes System, ein eigenständiges Organ, versehen mit vielen Nervenendigungen, Schmerz- und Bewegungssensoren. Sie sind Sinnesorgan, verantwortlich für die Eigenwahrnehmung und für das Körperbewusstsein, welches sich sogar auf das Immunsystem und die Psyche auswirkt. Alles hängt mit allem zusammen und deshalb ist es nicht sinnvoll, alles in Einzelteile zu zerlegen, um das Wesen der Dinge und die Essenz dahinter zu erfahren. Aus der Sicht der Faszien gibt es im Körper keine klaren Grenzen – alles geht fließend ineinander über. Zu kultivieren gilt es stattdessen einen ganzheitlichen, systemischen Ansatz, der die vielfältigen Vernetzungsdynamiken innerhalb des großen Ganzen erfasst.

Als ich vor einigen Jahren begonnen habe, mich intensiv mit dem Thema »Faszien« zu befassen, gab es dazu zwar Forschungsergebnisse und Publikationen in medizinischen Fachzeitschriften oder Fachliteratur für Osteopathie und Therapie, doch für interessierte Laien oder Bewegungspädagogen/innen gab es gerade mal Thomas Myers' Buch *Anatomy Trains.* Mittlerweile sind in den wenigen Monaten, die ich an diesem Buch geschrieben habe, bereits eine Vielzahl an Faszien-Büchern für Sport, Gymnastik und Yoga erschienen – weitere werden sicher folgen. Das Interesse an diesem Gewebe ist explosionsartig gestiegen, und mittlerweile kann man gar nicht mehr von einem Trend sprechen, sondern vielmehr von einer Tendenzwende in Sachen Bewegung und Bewusstsein. Mit dem neuen Wissen der Faszienforschung können wir das, was wir im Yoga bereits tun, verfeinern. Wir werden besser verstehen, wie die Yoga-Übungen wirken bzw. welche feine Modifikationen wir machen können, um dieses Gewebe noch »sinn-voller« anzusprechen. Dabei beginnt die Erfahrung im Körper und dehnt sich über den Atem weit über seine Grenzen ins Feinstoffliche aus.

Mein persönlicher Bezug zu den Faszien

»What one experiences through movement can never be expressed in words; in a simple step there may be a reverence of which we are scarcely aware. Yet through it something higher than just tenderness and devotion may flow into us and through us.«

(Rudolf von Laban in seiner Autobiografie A Life for Dance, 1975, S. 38)

Ich habe das Glück, dass ich bereits seit Anfang der 80er-Jahre intensiv und »von Berufs wegen« mit Bewegung zu tun habe und so verschiedene Trends nicht nur selbst miterleben, sondern zum Teil auch prägen konnte. Als Kind habe ich im Turnverein Gymnastik mit und an verschiedenen Geräten geübt. Während meiner Tanzausbildung habe ich verschiedene Schwung-, Sprung- und Tanztechniken von Rudolf von Laban über Hans J. Medau, von Martha Graham über José Limón kennengelernt. Ich bin in Kontakt gekommen mit Feldenkrais und Pilates. In den frühen 80er-Jahren verpasste Jane Fonda der etwas verstaubten und altmodischen Gymnastik eine Frischzellenkur: Aerobics, eine Mischung aus Gymnastik und Tanz, war geboren – frei, schwungvoll, schnell, intensiv, »fun«. Die vielen Verletzungen, zu denen es dabei anfangs kam, brachten in der Folge mehr Sicherheit und Struktur auf den Plan, denn es wurde nur noch langsam und kontrolliert geübt, die Übungen wurden muskulär geführt – alles Schwingende, Federnde, Wippende dafür aus dem Repertoire gestrichen. Die Rückenschule predigte zudem fortan, alles nur noch mit stabilisiertem, geradem Rücken und abgestützt auszuführen, die Brügger-Technik hingegen sah vor, alles nur noch in außenrotierten Positionen und in einer Extension zu üben – jede Beugung des Rückens und jede Innenrotation waren bzw. sind verpönt. Neue Forschungen prägten in den 70er-Jahren das Krafttraining, in den 80er-Jahren beeinflusste die Wissenschaft das Herz-Kreislauf-Training, richtiges Dehnen wurde in den 90er-Jahren heiß diskutiert (übrigens deutete da bereits alles darauf hin, dass das, was wir dehnen, in erster Linie auf das Bindegewebe im Muskel wirkt), und die lumbale Stabilisation mit Pilates erlebte in den Jahren um 2000 ihr Revival. Für mich bekamen die Bewegungen etwas Steifes, total Unlebendiges – alles war scheinbar »sicher«, kontrolliert. Anfang der 90er-Jahre habe ich, neben Jazz- und Modern Dance, begonnen, Tai Chi und Qi Gong zu praktizieren – wir haben geschüttelt, gefedert, geklopft und geschwungen. Achtsame, vom Atem begleitete, organische, wellen- und spiralförmige Bewegungen ließen Meditation in Bewegung entstehen. Kurz darauf kam ich zum Yoga.

In meiner körpertherapeutischen Ausbildung vor etwa 20 Jahren habe ich bereits gelernt, dass Faszien ein ganz besonderes Gewebe sind und für unsere Haltung und Bewegung essenziell. Da sie auch Emotionen »einlagern« und sozusagen einen Erinnerungsspeicher besitzen, bedeutet das, dass jedes Erlebnis, an welches eine starke Emotion geknüpft ist, Spuren hinterlässt – nicht nur im Gehirn und Nervensystem, sondern auch im Bindegewebe. Dies wiederum hat Einfluss auf die Art, wie wir uns bewegen und verhalten. Wir haben das damals einfach »abgenickt«, doch ich verstehe erst jetzt wirklich die Bedeutung und Dimension dieser Aussage. Aus der Sicht der neuen Faszienforschung ergibt das für mich noch mehr Sinn – durch die hohe Dichte an Sensoren sind die Faszien sozusagen unser sechster Sinn und sie reagieren auf jegliche Art von Stress, indem sie sich zusammenziehen und uns eng werden lassen – nicht nur körperlich, sondern auch mental und emotional.

In den vielen Jahren als Yogalehrerin und Bewegungspädagogin habe ich verschiedene bewegungstherapeutische Methoden und spirituelle Ansätze aus Japan, China, Indien und dem Westen näher kennengelernt und selber praktiziert, die, ohne es besonders zu betonen, alle auf die Faszien wirken, wie z.B. Katsugen Undo, Qi Gong, Tandava, Continuum Movement, Body-Mind Centering, Franklin-Methode und Yamuna Body Rolling. Als ich 2004 auf Thomas Myers' Buch »Anatomy Trains« gestoßen bin, habe ich es mir gekauft und gelesen. Danach ist es –

ich gebe es zu – im Bücherregal gelandet. Da stand es dann die folgenden Jahre recht unbeachtet. Der Faszienforscher beschreibt darin immer wieder, dass sich Yoga-Übungen durch die vielen Dehnungen, Ganzkörperübungen und die achtsame Ausführung ganz wunderbar dazu eignen, die Faszien zu »trainieren«. Ist doch super, dachte ich, dann passt das ja. Zumal ich bereits in den 90er-Jahren die Bewegungspädagogik »TriloChi« entwickelt hatte, die genau die Komponenten in das Training integriert, welche die Faszienforschung heute empfiehlt. Dies hatte ich zuvor intuitiv gespürt, erfasst und in dieses umfassende, ganzheitliche Bewegungskonzept sowie meinen Yoga-Stil einfließen lassen (während um mich herum »funktionelle Bewegung« gleichgesetzt war mit Training für isolierte, einzelne Muskelgruppen, einem stabilisierten Rücken und wenig freiem Bewegungsspielraum). Und damit war mein Interesse an dem Thema »Faszien« dann auch schon wieder erloschen. Einerseits, weil ich seit Jahren nach diesen Gesichtspunkten unterrichtete, und andererseits, weil es (mir) im Yoga nicht allein um Training und Dehnung ging. Ganz abgesehen davon, dass es wunderbar (und wichtig!) ist, einen geschmeidigen, kraftvollen und gesunden Körper zu haben, interessierten mich seit jeher mehr die feinstofflichen, energetischen und philosophischen Aspekte des Yoga. Ich sah also keinen Bedarf, intensiver in dieses Thema einzutauchen. Das Gespräch mit meiner Kollegin Annette Bach hat dann alles verändert und mich auf eine innere Reise geschickt, die mit den Fragen begann: Wie können die neuesten Erkenntnisse der Faszienforschung bewusst und gezielt in den Yoga-Unterricht einfließen, ohne dabei auf einer rein körperlichen Ebene stecken zu bleiben? Wie kann der Aspekt der Gesundheit und des Wohlbefindens in die Yoga-Praxis integriert werden, ohne dass dies vom inneren Thema des Yoga wegführt? Wie können die speziellen Faszien-Übungen dazu beitragen, mehr nach innen zu finden und sich nicht noch mehr im Außen zu verlieren? Wie können all die präzisen Anleitungen helfen, sich mehr im Fühlen zu verankern, statt noch mehr zu »verkopfen«?

Ich gebe es zu: Die Faszien faszinieren mich! Ich fühle mich bestätigt in dem, was ich bisher intuitiv erfahren und in meinen verschiedenen Ausbildungen gelernt habe. Ich wusste, dass das, was ich tue, wirkt. Jetzt weiß ich auch, warum. Nicht, dass das immer nötig wäre. Aber schaden tut es auch nicht!

Anliegen des Buches

Bindegewebe möchte belebt und in der Regeneration unterstützt werden. Es soll vital und geschmeidig sein. So fühlen Sie sich wohl in Ihrem Körper, sind leistungsstark und Ihre Bewegungen sind elegant, anmutig und kraftvoll, weil sich Ihre Koordination verbessert. Ihre Muskeln können effizienter arbeiten, Ihre Sehnen und Bänder werden belastbarer und auch Ihre Silhouette wird straffer.

In FaszienYoga verwebt sich die Weisheit des Yoga mit aktuellen wissenschaftlichen Erkenntnissen aus der Faszienforschung, einem integralen Verständnis von Anatomie, verschiedenen körpertherapeutischen Verfahren sowie langjähriger persönlicher Erfahrung – sowohl der eigenen Bewegung als auch im Unterrichten von Yoga-Praktizierenden und im Begleiten von Yoga-Lehrer/innen. Dieses Buch gibt einen Einblick in die aktuelle Faszienforschung sowie neue Impulse, die Sie in Ihrer Yoga-Praxis einsetzen können, um gezielt und vielfältig auf die Faszien einzuwirken.

Mein Anliegen ist es, das zurzeit aktuelle Wissen über die Faszien und die Empfehlungen für Sport, Prävention und Rehabilitation in die Yoga-Praxis umzusetzen und Yoga-Übungen in der Art zu gestalten, dass das Gewebe gezielt angeregt, genährt und gepflegt wird und die Übungen »fasziengerecht« sind. Da die Faszien ein Sinnesorgan sind, soll die Praxis bewusst alle Sinne ansprechen und auch Freude bereiten. Nur so werden Sie die Übungen auch regelmäßig ausführen und Erfolg haben. Gleichzeitig soll die FaszienYoga-Praxis es ermöglichen, die inneren Sinne zu öffnen, um das tiefe, innere Anliegen des Yoga erfahrbar zu machen.

Unsere Zeit verlangt nach Visionen, die das Verbindende betonen: die Verbindung der Menschen über nationale, kulturelle und religiöse Grenzen hinweg, die Verbindung von Mensch und Natur, von Wissenschaft und Praxis, von Heiligem und Profanem, von Gesundheit und Meditation, von Alltag und Spiritualität. Dabei gehe ich von einem ganzheitlichen, humanistischen Menschenbild aus – Körper, Gefühle, Verstand und Seele bilden eine vielschichtig verwobene Einheit. Um eingefahrene

Verhaltensmuster zu lockern und eine neue Dimension des Lebens zu erfahren, muss man innovative Wege gehen, die auf persönlicher Selbsterkenntnis aufbauen, getragen sind von Präsenz und der Verankerung im gegenwärtigen Erleben sowie von gegenseitiger Offenheit, die von einer kulturellen und religiösen Toleranz geprägt ist.

Dieses Buch entstand auf meinem Weg hin zu der tieferen Bedeutung unserer Faszien. Die Arbeit daran spornte mich an, viel zu entdecken und zu staunen, doch mich selbst als »Expertin« zu bezeichnen, fällt mir, angesichts der noch vielen offenen Fragen und Möglichkeiten, schwer. So freue ich mich, wenn Sie als Interessierte genauso zu Entdeckerinnen werden, wenn Sie sich eingeladen fühlen, alles auszuprobieren, eigene Erfahrungen zu sammeln und zu spüren, was der Yoga-Tradition, in der Sie unterrichten oder praktizieren, am meisten entspricht und zu Ihnen passt. In diesem Sinne wünsche ich Ihnen eine lustvolle, experimentierfreudige Reise in die faszinierende Welt der Faszien.

Aufbau des Buches

An jeder Bewegung sind die Faszien beteiligt, doch dies stellt keine gezielte und effiziente Trainingsmethode dar. Die Dosierung und die Impulse sind beliebig und eher zufällig. Faszien brauchen ganz bestimmte und besondere Reize, die außerhalb der gewohnten und stereotypen Bewegungen liegen. Wie das geht, erfahren Sie in diesem Buch.

Nach einem kurzen Überblick über die Geschichte der Faszien und eine Einführung in die Charakteristika der Faszien möchte Sie das zweite Kapitel mit den anatomischen und physiologischen Details vertraut machen. Wir schauen uns an, wie die Faszien aufgebaut sind und welche Eigenschaften sie haben. Dies bildet die Grundlage, auf welche sich die praxisrelevanten Empfehlungen, etwas weiter hinten im Buch und in den Videos, stützen. Die Theorie ist wichtig, damit wir wissen, warum wir etwas tun. Nur so können wir auch gezielt etwas verändern und effektiv trainieren. In einem weiteren Schritt geht es darum zu erkennen, was die Faszien verfilzen und verhärten lässt und wie sie auf die besonderen Trainingsreize reagieren und sich anpassen. Daraus eröffnet sich Ihnen ein Verständnis dafür, wie Sie diese neuen Impulse in Ihrer Yoga-Praxis einsetzen und Ihr Übungsrepertoire erweitern bzw. verfeinern können. Erst so können Sie für Ihre Praxis profitieren, neue Einsichten erlangen und ein nachhaltiges und befriedigendes Bewegungsgefühl nach den Übungen erfahren. Auch Fragen, die mir in meinen Ausbildungen und Workshops immer wieder begegnen (z.B. die Themen Schmerz, Rücken, Faszien im Alter, Cellulite), finden in diesem Buch entsprechende Aufmerksamkeit.

Darüber hinaus erfahren Sie mehr über das innere Anliegen des Yoga, insbesondere der tantrischen Strömung. Dabei wird deutlich, wie die Faszien auf der grobstofflichen, körperlichen Ebene ihre feinstoffliche Entsprechung finden im tantrischen Yoga. Die tiefe, sinnliche Körpererfahrung im FaszienYoga ermöglicht die Erforschung des inneren Raumes und die Erfahrung von Freiheit.

Um die Faszien zu trainieren bzw. geschmeidig, elastisch und belastbar zu erhalten, gibt es verschiedene Zugangswege. In einem eigenen Kapitel erfahren Sie mehr über myofasziale Self-Release-Techniken mit den MyoFascial-Tools, über Fluid Refinement, verschiedene Dehnimpulse im Fascial Stretch und der Rebound Elasticity sowie über die Auswirkung des Tönens, der Entspannung, der tensegralen Ausdehnung, der Assists und über innere Bilder. All dies können Sie anhand einiger Übungsbeispiele gleich selbst ausprobieren. Praxistipps gibt es immer wieder im Buch. In den FaszienYoga-Videos finden Sie zudem jeweils eine kleine Praxis zu den vier von Robert Schleip und dem Faszienforscher-Team empfohlenen Zugangswegen, ein Basis-Übungsprogramm sowie eine FaszienYoga-Praxis für die oftmals überlastete Schulter-Nacken-Region.

Dieses Buch mit Videos richtet sich an Yoga-Übende, Yoga-Lehrer/innen sowie an alle, die interessiert am Thema Faszien und Yoga sind. Mein Anliegen an Sie alle ist es, Ihnen das Zusammenspiel zwischen innerer und äußerer Haltung, Denken, Fühlen und Bewegung näherzubringen, sodass Sie erkennen und verstehen, was wie auf die Faszien wirkt. Ziel der Übungsprogramme ist es, durch innere Erfahrung in den Yoga-Haltungen die Wahrnehmung und das Bewusstsein für die Faszien zu verfeinern. Zugleich lassen diese Übungen sowohl Stabilität als auch Leichtigkeit und Weite in Körper, Geist und Herz entstehen. So können Sie bewusst entsprechende Impulse in den Unterricht oder die eigene Praxis integrieren.

Ziele dieses Buches

- Sie erhalten ein grundlegendes Wissen zur Anatomie der Faszien
- Sie verstehen die Wirkung unseres Denkens, Fühlens, unserer Haltung und Bewegung auf die Faszien
- Sie kennen deren Relevanz für Bewegung und Yoga
- Sie kennen die verschiedenen Zugangswege und Grundübungen, um Faszien anzusprechen
- Sie erhalten eine Übersicht über die myofaszialen Leitbahnen
- Sie kennen verschiedene Tools zur Entspannung der Myofaszien
- Sie können das erworbene Wissen in der eigenen Yoga-Praxis umsetzen
- Mit den FaszienYoga-Videos können Sie das Gelesene direkt anwenden.

Was ermöglicht FaszienYoga?

- Elastische Spannkraft und geschmeidige Qualität des Fasziennetzes
- Dynamische, funktionelle Kraftentwicklung
- Erhöhung der Leistungsfähigkeit
- Schutz vor Verletzungen, Schmerz und Störungen
- Entspannte Haltung
- Ökonomische Bewegung
- Kürzere Regenerationszeit
- Aktivierung der Selbsthilfemechanismen des Immunsystems
- Verspannte Regionen können gelöst werden
- Differenzierte Körperwahrnehmung
- Die Erfahrung von Gelassenheit in Körper und Geist
- Sich im eigenen Körper zu Hause fühlen
- Erfahrung von Raum und Weite
- Freiheit in der Bewegung

Geschichte der Faszien im Überblick

»Menschen mit einer neuen Idee
gelten so lange als Spinner,
bis sich die Sache durchgesetzt hat.«

Mark Twain

Alles spricht zurzeit über Faszien. Sie sind in den letzten Jahren immer stärker in den Fokus gerückt – auch im Yoga. Dabei gab es vereinzelt bereits in den 1930er-Jahren in den USA Untersuchungen über die Faszien, mit denen versucht wurde, dieses besondere Gewebe zu verstehen, doch bis zum ersten internationalen Fascia Research Congress an der Harvard Medical School in Boston (USA) im Herbst 2007 fristeten die Faszien hier in Europa eher ein Schattendasein. Mit der freien und experimentellen 68er-Bewegung, welche viele neue körpertherapeutische Methoden entwickelt hat, genossen auch die Faszien bereits in den 70er-Jahren etwas mehr Aufmerksamkeit: In Deutschland gab es – neben verschiedenen Illustrationen und Texten über Faszien in Büchern – auch am Max-Planck-Institut in Bayern eine Abteilung für Bindegewebsforschung. Im Zuge der Molekularforschung geriet dieses faszinierende Gewebe jedoch in Vergessenheit und somit blieb auch der weitreichende Einfluss auf unser Wohlbefinden und unsere Gesundheit weitgehend unentdeckt. Dabei wiesen bereits Ida Rolf (1896–1979), die Begründerin des Rolfings, sowie vor ihr Andrew Taylor Still (1828–1917), der Vater und Begründer der Osteopathie, auf die weitreichende Bedeutung der Faszien hin. Sie haben die Faszien als Gewebe des Lebens schon vor langer Zeit intuitiv erfasst. A.T. Still bezeichnete die Faszien sogar als »Außenstellen des Gehirns«: »Wenn man mit den Faszien arbeitet, behandelt man die Zweigstellen des Gehirns; und nach den allgemeinen Geschäftsregeln haben die Zweigstellen gewöhnlich die gleichen Eigenschaften wie die Zentrale. Also warum sollte man die Faszie nicht mit dem gleichen Maß an Respekt behandeln wie das Gehirn selbst?«

Faszien – früher

A.T. Still und Ida Rolf hatten in ihrer Sicht auf die Faszien viele Gemeinsamkeiten. Während jedoch das Rolfing den Menschen immer im Kontext der Schwerkraft und Bewegung sieht, setzt die Osteopathie andere Schwerpunkte: Diese können von chirotherapeutischen, kraftvollen Griffen bis hin zu feinsten Impulsen gehen. Die Stellen, die in ihrer Mobilität eingeschränkt sind, empfangen sanfte Impulse. Dadurch bekommt der Organismus die Möglichkeit, sich wieder selbst auszugleichen.

Ida Rolf war Biochemikerin und hat sich mit der Gedankenwelt von A.T. Still und solchen Methoden, die wir heute der Komplementärmedizin zuordnen würden, beschäftigt. Zudem war sie dem Yoga sehr zugetan – seiner Praxis wie auch seiner Philosophie. Ihre Idee war, dass sich der Körper formen lässt, und zwar weit über eine rein äußerliche Dehnung hinaus in eine innere Öffnung. Wie Peter Schwind in seinem Buch »Faszien – Gewebe des Lebens« eindrücklich beschreibt, soll Ida Rolf Hatha-Yoga-Praktizierende während des Übens genauestens beobachtet und dort Hand angelegt haben, wo die Schülerinnen in den Haltungen nicht »von innen« loslassen konnten. Dies soll sozusagen die Geburtsstunde ihrer eigenen Methode, dem Rolfing, gewesen sein. Sie nannte die Faszien »das Organ der Form«.

Faszien – heute

Seit dem ersten Faszienkongress 2007 fanden bis heute zwei weitere internationale Konferenzen zum Thema »Faszien« statt. Es öffneten sich immer weitere neue Türen, die einluden, das Wesen der Faszien zu entdecken. Es war Zeit für eine neue Sicht auf die Faszien! Mittlerweile hat die Revolution schon stattgefunden und sie zieht immer größere Kreise. Die Begeisterung und der Enthusiasmus der Faszienforscher sind ansteckend.

Das Besondere an der modernen Faszienforschung ist auch, dass bereits zu Beginn ein Dialog zwischen Wissenschaft und Praxis gesucht wurde, zwischen Forschern und Praktikern. Dies ist insbesondere ein großer Verdienst von Dr. Robert Schleip, dem zurzeit populärsten Faszienforscher und Leiter des Fascia Research Projects am Institut für Neurophysiologie der Universität Ulm. Beim ersten Faszienkongress hat er zusammen mit Thomas Findley bewusst alle Koryphäen der Bindegewebsforschung vernetzt und Biologen, Neurologen, Faszienforscher, Sportwissenschaftler, Manualtherapeuten und Bewegungspädagogen eingeladen, um Erfahrungen, Studien und Forschungsergebnisse auszutauschen und zu diskutieren.

Bedeutende Faszienforscher, wie Thomas Myers mit den »Anatomy Trains«, Danièle-Claude Martin mit »Biotensegrity«, die amerikanische Neurologin Helene M. Langevin mit ihrer Idee der Faszien als »nicht neuronalem Kommunikationsnetzwerk« oder Peter A Huijing mit »General principles«, beschreiben ihre Ergebnisse und Erfahrungen mit Faszien. In Deutschland hat Robert Schleip konkrete trainingsmethodische und didaktische Empfehlungen extrahiert. Diese neuen Einsichten der internationalen Faszienforschung führen zu konkreten Anwendungsempfehlungen in der Praxis, welche er zusammen mit seiner Frau Divo Gitta Müller und ihrem Team in Fascial-Fitness umsetzt.

Manualtherapie, westliche Gymnastik, Qi Gong, Yoga und Faszien

Die Faszienforschung ist in der Sportwissenschaft ein recht junges Themengebiet, wohingegen die Therapie den Faszien schon seit Jahrzehnten Beachtung schenkt. Allerdings mit wenig entsprechenden wissenschaftlichen Daten. Verschiedene Manualtherapien, wie z.B. Osteopathie oder Rolfing, ahnten um die Bedeutung und Wichtigkeit der Faszien für unser Wohlbefinden, unsere Leistungsfähigkeit und Gesundheit und entwickelten Methoden, um dieses Gewebe gezielt und wirksam zu behandeln. Dazu zählen Techniken wie Schütteln, Lockern, Friktionieren, Klopfen, schmelzender punktueller Druck oder solcher mit Bewegung, Dehnen, Ziehen, Schröpfen und Ähnliches.

Seit Turnvater Jahn gibt es in Europa die gute alte Rhythmische Sportgymnastik, die mit ihren schwingenden Ganzkörperbewegungen die Faszienbahnen des ganzen Körpers stimuliert. Ich kann mich noch an unseren Turnunterricht erinnern, bei dem die Lehrerin unser rhythmisches, federndes Gehen im Kreis mit dem Tamburin begleitet hat. Wir fanden das damals alle zum Gähnen und unglaublich altmodisch. Rückwirkend betrachtet kann ich nur sagen, wie ganzheitlich und genial es eigentlich war, denn rein visuell und akustisch lädt so ein Tamburin genau zu diesem leichtfüßigen, spritzigen »faszialen« Gehen ein, zu welchem die Faszienforschung heute rät. Verschiedene Geräte, wie Keulen und Reifen, haben das rhythmische Schwingen der Arme und des gesamten Körpers unterstützt. Sie wurden schwungvoll geworfen und leichtfüßig wieder aufgefangen.

Diese schwungvollen, rhythmischen Bewegungen wurden von der »funktionellen Gymnastik« abgelöst, bei welcher fortan nur noch alles muskulär kontrolliert und linear ausgeführt werden durfte. Alles Schwungvolle, Freie und Variantenreiche war nun verpönt und wurde aus dem Repertoire gestrichen – zu unsicher, zu verletzungsträchtig, zu gelenkbelastend. Etwas aus der Mode geraten und vom amerikanischen Aerobics der 80er-Jahre und dem folgenden Fitness-Boom abgelöst, werden die rhythmisch schwungvollen Übungen heute unter dem Aspekt der Faszien neu entdeckt und rehabilitiert.

Qi Gong, Tai Chi und Yoga schöpfen, wie die Manualtherapie auch, aus einem uralten Erfahrungswissen. Ganz nach dem Grundsatz: »Wer heilt, hat recht« legten diese Methoden ihren Schwerpunkt nicht darauf, ihre Erfahrungen wissenschaftlich zu belegen. In gewissen Kulturen war bzw. ist es auch noch heute aus religiösen Gründen sogar untersagt, den menschlichen Körper nach seinem Tod zu sezieren. Oder es fehlten schlichtweg die Mittel. Dies ist bestimmt mit ein Grund, warum sich im Osten eine ganz andere Herangehensweise an den Menschen und seine Gesundheit entwickelt hat als die im Westen bevorzugte analytische. Ganzheit und Verbundenheit – auf allen Ebenen, in sich und mit der Umwelt – stehen im Zentrum dieser östlichen »Forschung«.

So entwickelten die Weisen im Osten vielmehr energetische Konzepte oder eine Anschauung des Menschen, die humanistisch und ganzheitlich begründet ist. In dieser Philosophie steht alles in Bezug zueinander. Wie Hermes Trismegistos gehen auch die Daoisten oder die Tantrika von der Vorstellung aus, dass ein Zusammenhang zwischen Mikrokosmos und Makrokosmos besteht – dem Großen und dem Kleinen, dem, was im Inneren passiert, und dem, was außen wahrnehmbar ist. Das Verständnis dieser Muster brachte sie dazu, die Prinzipien der Natur auch auf ihr Leben anzuwenden, damit sie im Fluss des Universums bleiben und in Harmonie mit dem großen Ganzen leben konnten. Glück, Gesundheit, Gelassenheit und Harmonie werden nach ihrer Auffassung nicht mit großer Anstrengung erreicht, sondern nur durch das Erkennen dieser Gesetzmäßigkeiten und das daraus resultierende kluge Verhalten.

Die fehlende wissenschaftlich akzeptable Quantifizierbarkeit der Resultate liefert nun die moderne Faszienforschung. Über das alles umspannende und verbindende Netzwerk der Faszien verweben sich die ganzheitlich-energetische Philosophie des Ostens, die integrierend-intuitive Arbeit der Manualtherapeuten und die auf Erfahrungswissen gegründete Gymnastik mit dem naturwissenschaftlichen Wissen der westlichen Anatomie und Physiologie. Mit den neueren Ergebnissen

der Faszienforschung lassen sich nun die Erfolge von ganzheitlich ausgerichteten Körper- und Bewegungstherapien erklären, die nicht auf einzelne Teilbereiche des Körpers fokussiert waren, sondern die ganzkörperliche Vernetzung im Blick hatten und auch die psychologisch-emotionale Komponente nicht ausgeklammert haben. Diese neuen Erkenntnisse erlauben immer mehr zu erkennen, was es mit diesem Gewebe auf sich hat, welche Wirkungen im Einzelnen von ihm ausgehen. Dass Faszien reines Verpackungsmaterial sind und sie passiv Kraft übertragen, gilt mittlerweile als veraltetes Denken.
Dass sich jetzt, nach den faszinierenden neuen Forschungsergebnissen, auch die Bewegungstherapie und alle ihr verwandten Disziplinen, inklusive Yoga, zunehmend für die Faszien interessieren, liegt in der Natur der Dinge. Durch eine gezielte Übungspraxis und entsprechende Rahmenbedingungen kann sich das Bindegewebe innerhalb einiger Monate komplett erneuern. Dabei geht es gar nicht darum, dass das, was wir bisher gemacht haben, falsch sein soll. Im Gegenteil. Die neue Faszienforschung liefert Erklärungswege, wie eine bisher fehlende Komponente in die Yoga-Praxis integriert werden kann, um Schmerzen und Steifigkeit zu lindern, Lebendigkeit zu erleben und Einheit zu erfahren. Wir verlieren dadurch nichts – wir gewinnen nur.
Auf alle Fälle dürfen wir gespannt sein: In den nächsten Jahren werden sich neue, unerwartete Erkenntnisse auftun, die Therapie und Praxis verändern werden.

GRUNDLEGENDE ANATOMIE UND PHYSIOLOGIE DER FASZIEN

»In der lebendigen Natur geschieht nichts, was nicht in einer Verbindung mit dem Ganzen steht.«

Johann Wolfgang von Goethe

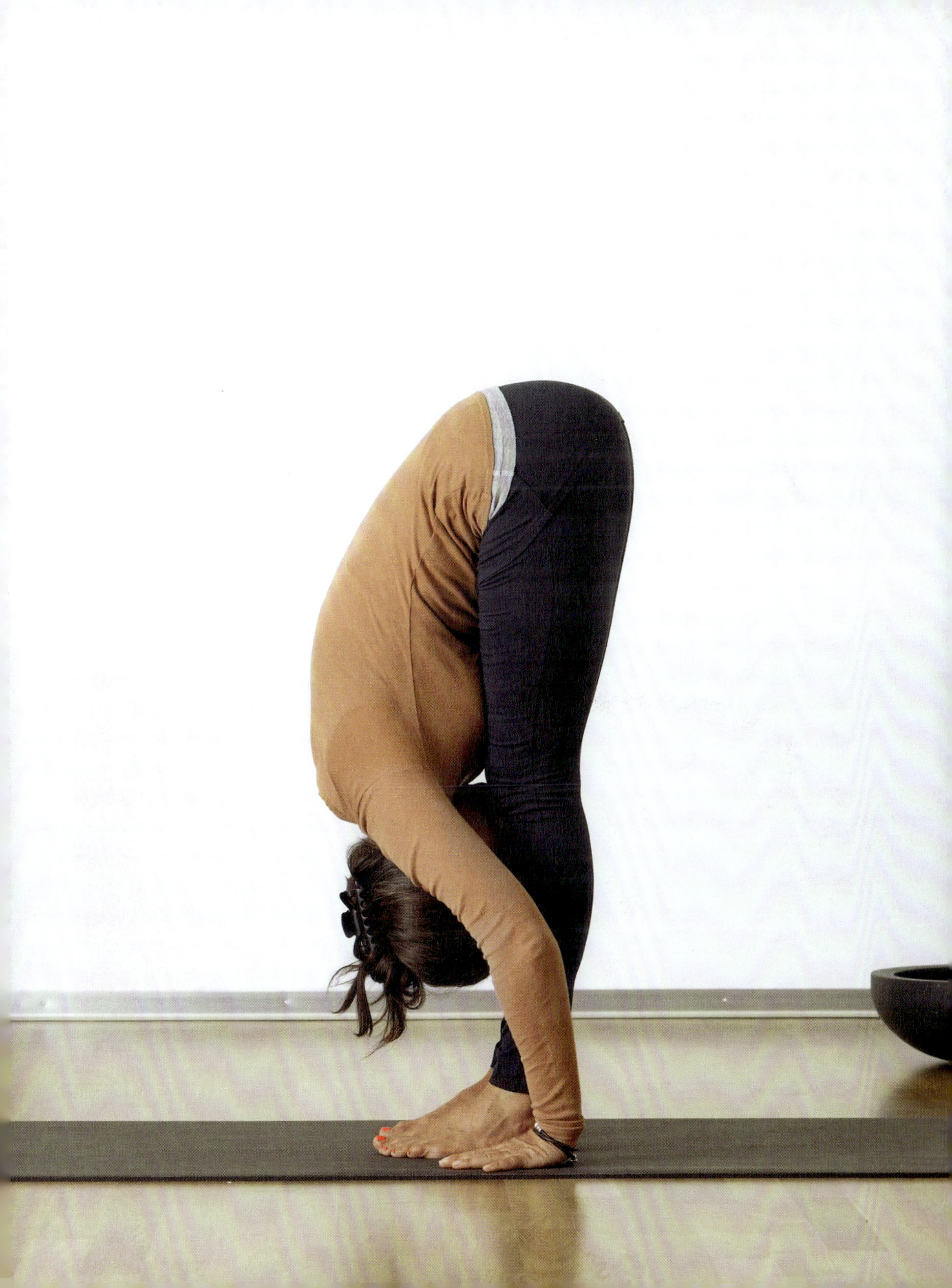

Was sind Faszien?

Faszien – aus dem lateinischen fascia: Verbund, Bündel, Band – kommen im ganzen Körper vor. Es sind mehr oder weniger zähe Bindegewebshäute, die flächig weite Strecken des Körpers miteinander vernetzen. Diese Gewebeschichten geben unserem Körper seine innere und äußere Form. Sie umhüllen den Körper als Ganzes und auch all seine Bestandteile – Muskeln, Organe, Knochen, Blutgefäße, ja sogar das Gehirn und das Rückenmark. Sie verankern alle inneren Organe an ihrem Platz. Je nachdem, wo die Faszien im Körper vorkommen, haben sie einen unterschiedlichen Aufbau bzw. eine andere Struktur. Sie können sich als Sehnen ausbilden, um Muskeln mit Knochen zu verbinden, sich zu reißfesten Platten formen oder wie eine Gleitschicht wirken. Die Bindegewebshüllen, -stränge und -schichten durchziehen den Körper in alle erdenklichen Richtungen und bilden ein Spannungsnetzwerk, welches für unsere strukturelle Integrität sorgt, indem es den Körper dreidimensional in allen Schichten durchdringt und alles mit allem verbindet.

Das Faszienforscher-Team betrachtet heute das Bindegewebe wie ein eigenes Organ. Ein Organ mit unglaublich vielfältigen Aufgaben, sowohl allgemeinen wie auch spezifischen, das zudem enorm anpassungsfähig ist und auf die Art, wie wir es benutzen (aus Gewohnheit, bedingt durch einen Schmerz oder durch unsere Stimmungslage), reagiert. Das Bindegewebe an sich ist der Forschung natürlich schon lange bekannt. Allerdings wurde es nicht realistisch eingeschätzt. Das Wissen über seine Funktion und damit die Bedeutung und den Einfluss für bzw. auf unser Sein reicht weit in einzelne Aspekte unserer Gesundheit, Schmerzempfindlichkeit, Wundheilung, Leistungsfähigkeit, Beweglichkeit und Eigenwahrnehmung hinein. Der Grund, warum Faszien ins Zentrum des Interesses gerückt sind, besteht darin, dass die Auflösung bildgebender Verfahren mittlerweile fein genug ist, um das Bindegewebe darzustellen und genau zu messen. Auch neue molekulare Verfahren erlauben es, die Faszien besser zu verstehen. Diese neuen Untersuchungen und die damit einhergehenden Erkenntnisse haben eine Tendenzwende und in diesem

Zusammenhang eine Neubewertung dieser altbekannten Struktur bewirkt.

Definition der Begriffe »Faszien« und »Bindegewebe«

Unter den Begriff »Bindegewebe« fallen – je nach Definition – verschiedene Gewebetypen. Ihnen ist allen gemein, dass sie aus Bindegewebszellen und einer wässrigen Grundsubstanz (Matrix, Extrazellularsubstanz, Zwischenzellsubstanz) bestehen. Einige Fachleute verwenden eine etwas engere Definition und zählen nur die flächigen Strukturen zu den Faszien. Andere wiederum zählen auch Knochen, Knorpel oder auch Blut zum Bindegewebe. Früher hat man nur die festen, derben Bindegewebsschichten als Faszien bezeichnet. Sehnen, Bänder und Kapseln wurden getrennt betrachtet. Dazu Robert Schleip: »Heute kommt man immer mehr dahin, dass man das nicht mehr trennt – es macht einfach zunehmend keinen Sinn mehr. Faszien, Bänder, Sehnen, Sehnenplatten, Organkapseln, Muskelbindegewebe – alles geht nahtlos ineinander über. Eine Sehne oder Gelenkkapsel steht nicht einfach als abgetrennte Einheit. Sie sind nur eine lokale Anpassung, eine graduelle Verdickung, wenn man so will, innerhalb der umfassenderen regionalen Faszie. Es ist alles Fasziengewebe, was sich je nach lokaler Zugbeanspruchung regional verdickt und ausrichtet.« (Pilates Magazin, Nr. 3, 2009, S.43)

Seit dem ersten internationalen Fascia Research Congress 2007 wurde eine neue, viel weitere Definition von Faszien vereinbart. Dieser Begriff umfasst alle kollagenen fasrigen Bindegewebe, die körperweite Funktionsketten entstehen lassen, wie z.B. Bänder, Sehnen, Sehnenplatten (Aponeurosen), Muskelsepten, Fesseln (Retinacula), Gelenk- und Organkapseln sowie die flächigen, festen Bindegewebsschichten wie die Lendenfaszie im Rücken, die Plantarfaszie an der Fußsohle oder das IT-Band am seitlichen Oberschenkel. In diesem Buch verwende ich »Faszien« und »Bindegewebe« synonym.

Einige Zahlen, Daten und Fakten zum Bindegewebe

- Es macht etwa 20 kg unseres Körpergewichts aus
- Es speichert etwa 25% des gesamten Wassers im Körper
- Es ist sehr anpassungsfähig und verändert sich je nach Belastung

- Es erneuert sich ständig – und zwar bis zu unserem Lebensende. Wie schnell und nachhaltig die Anpassungen sind, ist abhängig von verschiedenen Faktoren, wie z.B. Alter, Qualität des Bindegewebes
- Es hat eine regulierende, kraftübertragende und formbildende Funktion
- Es ist ein Sinnesorgan
- Es ist ein Ganzkörperkommunikationsnetzwerk
- Im Alter und bei Immobilität verringert sich der Wasseranteil im Bindegewebe und die Kollagenfasern werden trocken und spröde und verfilzen zunehmend

Universeller Baustoff des Körpers

In unserem Körper ist alles von einer milchig-weißen, bindegewebigen Hülle umgeben, die aus vielen Einbuchtungen und Taschen besteht. Fleischesserinnen unter Ihnen werden die milchig-schimmernde dünne Haut, die sich um eine Hühnerbrust spannt, kennen. Oder das fasrige, etwas zähe weiße »Zeug« in ei-

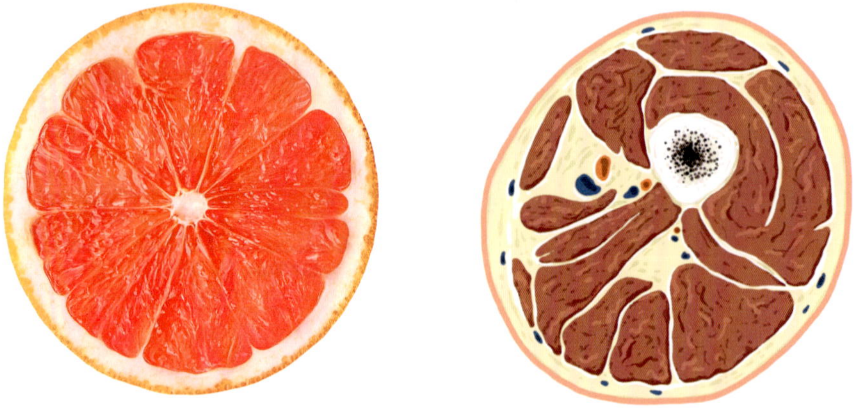

Verblüffende Gemeinsamkeit: links Querschnitt durch eine Grapefruit, daneben im Vergleich durch einen Oberschenkel

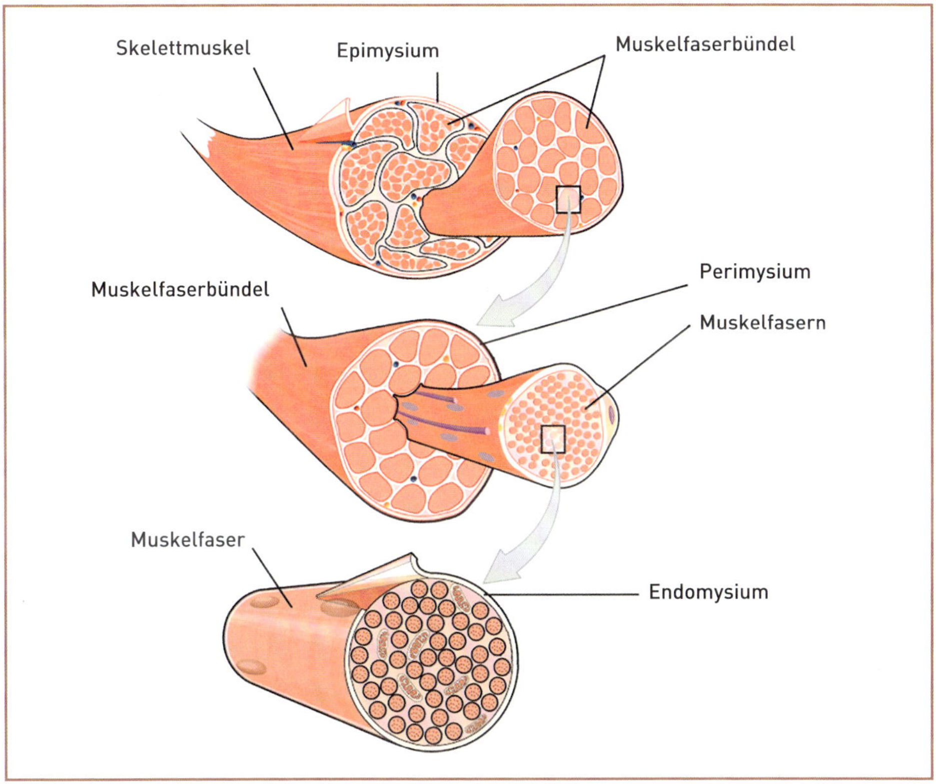

Faszien – die »innere Haut« umhüllt alles

nem Rindersteak. Das sind Muskelfaszien, sogenannte Myofaszien (myo = griechisch für »Muskel«).

Jede Zelle hat sozusagen eine eigene »Schutzhülle«. Diese Hüllen bilden ein Kontinuum, welches verschiedenste funktionelle Einheiten des Körpers miteinander verbindet. Dadurch, dass jede Struktur im Körper von einer Bindegewebshaut umspannt wird, ist sie als eigene Einheit von anderen Strukturen im Körper getrennt und entsprechend geschützt und gehalten. Auch in der Pflanzen- und Tierwelt finden wir dieses Phänomen der räumlich trennenden und zugleich formenden Häute. So gleicht unser Körper einer voll bepackten Einkaufstüte: alles in der Einkaufstüte steckt sozusagen selbst nochmals in einem Beutel oder einer Hülle verpackt. Als universeller Baustoff durchzieht das fasziale Gewebe unseren ganzen Körper in unterschiedlichen Tiefen und Schichten und schenkt uns unsere Form und Struktur. Das fasziale Gewebe kann mit einer Zitrusfrucht verglichen werden. Die grobe äußere Haut entspricht unserer Haut. Schälen wir sie weg, fällt die Frucht nicht auseinander, genauso wenig, wie wir in unsere Bestandteile auseinanderfallen würden, würde man die Haut entfernen – zugegeben, keine besonders schöne Vorstellung. Die Frucht wird zusammengehalten von einer dichten weiß-gelblichen Schicht, die die ursprüngliche Form noch genau erkennen lässt. Pulen wir bei der Zitrusfrucht nun auch diese Schicht weg, so finden wir die noch feinere Haut der einzelnen Schnitze. Auch das Fruchtfleisch einer Grapefruit ist von feinen Häuten umgeben. Pressen wir die Grapefruit aus, bleibt neben dem Saft und dem Fruchtfleisch der fasrige Anteil der Frucht übrig. Das sind sozusagen die »Zellwände«, bestehend aus Bindegewebe.

Unsere Muskulatur ist ganz ähnlich aufgebaut: der Muskel ist umhüllt von einer Bindegewebshaut, dem Epimysium, die Muskelfaserbündel vom Perimysium, die einzelnen Muskelfasern vom Endomysium. Bindegewebe umhüllt jede Muskelzelle und bildet eine Art Wabennetz. Könnten wir im menschlichen Körper nur das Bindegewebe sichtbar machen und alles andere auflösen, würde sich uns das Bild eines exakten, räumlich geordneten Körpers mit seinen Organ- und Muskelformen zeigen. Sogar das Geschlecht wäre noch erkennbar.

Bausteine des Bindegewebes

Die Hauptbestandteile des Bindegewebes sind Wasser und Protein. Für den Zellstoffwechsel ist das Wasser entscheidend. Das im Bindegewebe gebundene Wasser übernimmt die Funktion als Transportmittel und Informationsträger gleichermaßen. Nährstoffe gelangen über die arteriellen Ka-

pillaren im Bindegewebe dahin, wo sie gebraucht werden. Umgekehrt werden die Stoffwechselabbauprodukte über das Bindegewebe zum Lymphsystem oder zum venösen Gefäßsystem transportiert.
In die wässrige Grundsubstanz (Matrix), die eine ähnliche Konsistenz wie rohes Eiweiß hat, sind die Struktureiweiße Kollagen und Elastin eingelagert, welche für Festigkeit und Viskoelastizität des Gewebes sorgen und von den Bindegewebszellen (Fibroblasten) produziert werden. Zudem »floaten« in diesem wässrigen Milieu verschiedene Botenstoffe, Enzyme, Antikörper, Zellen für die Wundheilung und Gewebereparatur, Nervenfasern, Immun-, Fett- und Lymphzellen sowie Zucker-Eiweiß-Moleküle (z.B. Hyaluronsäure), die dafür sorgen, dass Wasser gebunden wird und alles zusammenhält.
Die Matrix kann, je nachdem, in welchen Bindegewebstypen sie vorkommt, variieren im Anteil an Wasser, an Immun-, Lymph- oder Fettzellen sowie freien Nervenendigungen und auch Blutgefäßen.

Aufbau und verschiedene Arten von Bindegewebe

Das fasrige Bindegewebe hat im Körper verschiedene Aufgaben und ist deshalb unterschiedlich ausgebildet. Über die Qualität des Bindegewebes entscheidet die Zusammensetzung der Bestandteile, aber auch die jeweilige Funktion bzw. wie wir es nutzen. Mal ist das Fasernetz fester, mal lockerer geknüpft, mal enthält es mehr, mal weniger Flüssigkeit. Es kann sehr zugfest, sehr dicht oder auch sehr dehnbar und weich sein. Es verläuft mal oberflächlich, dann wieder mehr in der Tiefe. Die Bausteine sind immer gleich, ihr prozentualer Anteil jedoch unterschiedlich. Wir unterscheiden zwischen lockerem, straffem und elastischem Bindegewebe sowie Fettgewebe.

Lockeres Bindegewebe
besteht hauptsächlich aus der wässrigen Grundsubstanz, beherbergt auch

viele verschiedene Zellen, speichert Wasser und Fett, sorgt für Verschiebbarkeit der verschiedenen Gewebe zueinander, füllt Zwischenräume im Körper aus, z.B. im Bauchraum, stützt und puffert ab. Gleichzeitig übernimmt es wichtige Funktionen für den Stoffwechsel und versorgt die inneren Organe etwa mit Nährstoffen und Sauerstoff. Lockeres Bindegewebe gibt es auch unter der Haut. Darin finden sich feinste Blutgefäße, Lymphbahnen und viele Sensoren für Berührung, Bewegung oder Temperatur sowie Haar-, Talg- und Schweißdrüsen.

Straffes Bindegewebe
zeichnet sich durch ein hohes Vorkommen an kollagenen Fasern aus. Diese sind wellenförmig angelegt und drehen sich zudem spiralförmig umeinander, was sie sehr reißfest macht. Sie richten sich zudem je nach Belastung entsprechend aus und verlaufen entweder parallel in Zugrichtung (wie z.B. in Sehnen) oder können netzartig bzw. gitterförmig angeordnet sein (wie z.B. in der Haut oder Hirnhaut, aber auch bei der Plantarfaszie oder Lumbodorsalfaszie).

Elastisches Bindegewebe
besteht aus einem höheren Anteil an Elastin. Die elastischen Fasern sorgen mit ihrer hohen Dehnbarkeit für Elastizität, wie ein Gummiband. Sie kommen überall, doch in einer besonders hohen Anzahl überwiegend in den Organen vor, die aufgrund ihrer Funktion stark mechanisch beansprucht werden oder ihre Form und Größe verändern müssen, z.B. in der Blase, der Lunge, der Aorta oder der Unterhaut.

Fettgewebe
zählt auch zum Bindegewebe, enthält jedoch mehr Fettzellen als Kollagen oder Grundsubstanz. Die Fettzellen selbst sind von Elastinfasern umgeben und können so ihre Größe spielend verändern. Fett ist stoffwechselaktiv, denn es speichert und liefert Energie, bildet als Isolationsschicht eine gute Stoßdämpfung und dient zur Regulation der Körpertemperatur. Gleichzeitig hat es die Funktion eines Hormonspeichers (z.B. für Östrogen), welche es bei Bedarf abgibt.

Oberflächenfaszien

Unter unserer Haut finden wir als erste Schicht, die den Körper fast vollum-

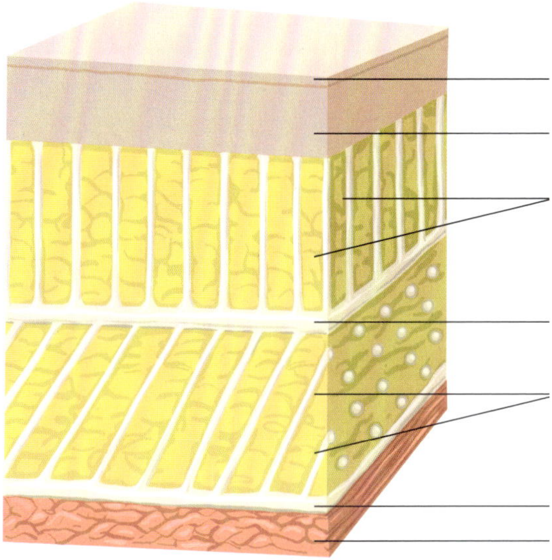

Querschnitt durch die verschiedenen Gewebeschichten

fänglich umschließt, ähnlich wie ein Taucheranzug, die Oberflächenfaszie (Fascia superficialis). Sie formt unseren Körper und ist maßgeblich für sein äußeres Erscheinungsbild verantwortlich. Sie besteht aus lockerem Bindegewebe, Fettgewebe, Blutgefäßen und Sensoren und ist zum Teil recht stark mit der Haut verbunden. Von ihrer Konsistenz her lässt sie sich mit einer Luftpolsterfolie vergleichen, die wir für den Versand von zerbrechlichen Dingen verwenden. Nur dass das Gewebe nicht mit Luft, sondern mit Fett gefüllt ist. Bei Frauen fällt dieses fasziale Netz von Natur aus etwas weicher und grobmaschiger aus als bei Männern. Dadurch, dass diese Schicht übersät ist mit freien Nervenendigungen, vermuten die Forscher/innen, dass »diese Schicht als ein körperweites nicht-neurales Kommunikationsnetzwerk dienen könnte« (H.M. Langevin). Fettabsaugungen führen zu einer, in der Regel vorübergehenden,

Viszerale Faszien

Die Faszien rund um die Organe sind in der Regel weniger dehnbar als die oberflächlichen Faszien. Sie dienen dem Organ als Aufhängung und Schutz und mit ihrer konstanten Spannung sorgen sie dafür, dass das Organ optimal funktionieren kann. Die viszeralen Faszien haben eigenständige Namen: die Haut um das Gehirn nennt man Meningen (Hirnhaut), die Haut um das Herz Pericardium (Herzbeutel), die um die Lungen Pleura (Brustfell) und diejenige im Bauchraum Peritoneum (Bauchfell).

Schädigung des Empfindungsvermögens in diesem Bereich und können das Hormonsystem durcheinanderbringen.

Tiefenfaszien

Unter der Oberflächenfaszie befindet sich die Tiefenfaszie (Fascia profunda), die in ihrer Zusammensetzung viel strammer, fester und weniger durchblutet ist, dafür aber stark innerviert mit sensorischen Rezeptoren für Schmerz (Nozizeptoren), Temperatur (Thermorezeptoren), Bewegungsänderung (Propriozeptoren), Druck (Mechanorezeptoren) sowie Änderungen des Milieus (Chemorezeptoren). Durch den hohen Anteil an Kollagenfasern bekommt dieses Gewebe eine hohe Zugfestigkeit und ist von seiner Qualität her eher vergleichbar mit einem festen Paketklebeband. Weitere tief liegende Faszien umschließen Muskeln (als Myofaszie), Knochen (als Periost), Nervenbahnen und Blutgefäße. In diesem Gewebetyp finden sich Glattmuskel-ähnliche Bindegewebszellen (Myofibroblasten), die sich, ähnlich wie viele Eingeweide, unabhängig vom Muskel kontrahieren können. Die Muskelfaszien sind über körperweite Zuglinien in unterschiedlichen Verläufen verbunden und übertragen Spannung im körperweiten Netzwerk, trennen einzelne Gewebeschichten voneinander und ermöglichen die Verschiebbarkeit gegeneinander.

Dieses Gewebe finden wir im ganzen Körper als Band (Ligamentum), Sehne (Tendo), Fessel (Retinacula), Gelenkkapsel oder als Muskelseptum (verantwortlich für das sogenannte Sixpack beim geraden Bauchmuskel). Bei starken lokalen Belastungen können sich die Faszien verdichten zu Sehnenplatten (Aponeurosen) und flächigen Faszien, wie z.B. an der Beinaußenseite der Schenkelbindenspanner (tensor fasciae latae) und das IT-Band (Tractus iliotibialis oder iliotibiales Band), im unteren Rücken die mehrschichtige Lendenfaszie (Fascia thoracolumbalis) und an der Fußsohle die Plantarfaszie.

Mehr als passives Verpackungs- und Füllmaterial

Anatomie kommt aus dem Griechischen (*aná* und *tomé*) und heißt wörtlich: »auf« und »Schnitt«. Das, was wir also in der westlichen Forschung über den Körper wissen, ist durch Aufschneiden, Zerlegen, Zerteilen, Freipräparieren des Körpers – bis in mikroskopisch kleine Einheiten – entstanden. Die Anatomie hat sich immer mehrheitlich für in sich abgeschlossene, klar abgegrenzte Regionen des Körpers interessiert: einen Knochen oder Muskel, der von A nach B verläuft, ein Organ wie die Leber oder das Herz. In der traditionellen Anatomie war es gerade dieses allgegenwärtige Bindegewebe, welches die Anfertigung exakter Zeichnungen von Muskeln, Knochen und Organen behinderte. Um sich ein klareres Bild von den zu untersuchenden Körperteilen machen zu können, entfernte man das weißliche, alles umhüllende und durchdringende Gewebe als störendes Material. Es wurde wegpräpariert und landete in den Mülleimern der Labore und Seziersäle. Man sah in diesem Gewebe lediglich eine leblose Verpackung des wirklich Interessanten und Wichtigen. In den Anatomiebüchern finden sich bestenfalls die großen Faszienblätter, welche als Zentren der Spannungsübertragung galten, nämlich diejenige des Rückens, der Beinaußenseite und der Fußsohle. Dies ist mit ein Grund, warum bis heute so wenig über das Bindegewebe, die Faszien, bekannt ist. Ein anderer ist, dass die bisherigen Untersuchungsgeräte die Faszien nicht haben sichtbar machen können. Dass dieses Gewebe selbst lebendig ist und neben dem

»Verpacken« auch andere Funktionen hat – dies blieb lange verborgen.

Feines Zusammenspiel wie in einem Orchester

Das fasziale Gewebe hat weder Anfang noch Ende und bildet ein den ganzen Körper umhüllendes, durchdringendes und miteinander verbindendes Zugspannungsnetzwerk. Zwischen den verschiedenen Gewebeschichten gibt es kontinuierliche Verbindungen, die sich in Hüllen, Beuteln, Verstrebungen unterschiedlichster Stärken und Verdickungen ausbilden. Dieses kollagene Netz kann sehr reißfest und derbe oder spinnennetzartig fein ausfallen. Die Ausrichtung der einzelnen kollagenen Fasern spezialisiert sich und reagiert auf die Art der lokalen Belastung. Auch wenn das Bindegewebe, je nachdem, wo es vorkommt und wie es beansprucht wird, über verschiedene Merkmale, Eigenschaften und Zusammensetzungen verfügt, so bildet es doch stets eine Einheit.

Spezielles Bindegewebe – wie Kapseln, Bänder und die Knochenhaut – verbindet unsere Knochen miteinander. Die Muskeln können in ihren bindegewebigen Hüllen gegeneinander gleiten und sich zu fasrigen Sehnen formen, ausrichten und an Knochen ansetzen. Die Organe finden über fasziale Strukturen Kontakt zueinander sowie zu anderen Geweben. Alles spielt zusammen, wie ein großes Orchester.

Dass wir uns geschmeidig und elegant, kraftvoll und elastisch bewegen können, dafür sorgen die Faszien. Die Hüllen der einzelnen Muskelfasern leiten ihre Spannung an die Muskelfaserbündel, ermöglichen Gleitbewegungen und garantieren, dass der Muskel reibungslos arbeiten und seine Kraft an die Sehnen weitergeben kann. Diese wiederum setzen über die Knochenhaut am Knochen an. Zudem sind die einzelnen Muskel-Faszien-Einheiten über lange Strecken im Körper miteinander verbunden – sozusagen vom Scheitel bis zu den Sohlen – und schwanken je nach lokaler Belastung zwischen einer Dicke von 0,3 bis 3 mm. Am deutlichsten ausgeprägt ist es daher an der Fußsohle (Plantarfaszie), an der Außenseite des Oberschenkels (sogenanntes iliotibiales Band oder IT-Band) und im unteren Rücken (Lumbodorsal- oder Lendenfaszie). Abhängig von der körperlichen Tätigkeit bildet sich das Bindegewebe um: Die Faszie an der Oberschenkelaußenseite ist bei den meisten Menschen recht fest, da sie das Becken beim Gehen seitlich stabilisiert und wenn wir auf einem Bein stehen. Bei Babys oder Menschen im Rollstuhl ist das Gewebe weich. Bei Reiter/innen verändert sich die Faszie an der Innenseite der Beine und wird fester als bei jemandem, der nicht reitet.

Faszien können sich unabhängig von den Muskeln zusammenziehen

Heute wissen wir dank der Faszienforschung, dass dynamisch federnde Bewegungen beim Gehen kaum von den Muskeln gewährleistet werden, sondern hauptsächlich durch die elastische Rückfederung der Faszien entstehen. Früher ging man davon aus, dass z.B. beim Seilspringen die Kraft von den Wadenmuskeln ausgeht und die Achillessehne diese lediglich überträgt. So weit das alte Denkmodell zu den passiven Faszien. Neueste Messungen haben ergeben, dass die Muskeln sich nach den ersten wippenden Bewegungen überhaupt nicht mehr verkürzen. Vielmehr spannen sie sich nur noch isometrisch, also ohne Längenausdehnung, an. Dafür verhält sich die Achillessehne mit ihrer Sehnenplatte wie ein Jo-Jo. Die elastische Rückfederung übernimmt dabei einen großen Teil unserer Bewegungen. Dies führt zu weniger ermüdenden Situationen, als es der Fall wäre, müssten wir alles nur mit Muskelkraft bewältigen. Bei langsamen und gleichförmigen Bewegungen hingegen arbeiten hauptsächlich die Muskeln, während die Faszien in der gleichen Grundspannung verbleiben.

Faszien als Spürsinn

Faszien sind so etwas wie eine »innere Haut«, die sich um alles in unserem Körper legt und so alles mit allem verbindet. Genau wie unsere äußere Haut ein Sinnesorgan ist, ist es unsere innere Haut auch.

Dass die Muskelfaszien reich mit sogenannten Propriozeptoren (Sensoren für die Eigenwahrnehmung) versorgt sind, ist eine neue Erkenntnis. Bisher ging man davon aus, dass diese Sensoren sich in der Haut, den Muskeln, Bändern, Sehnen und Gelenkkapseln befinden. In den Muskelfaszien finden sich sogar deutlich mehr Propriozeptoren als Motoneuronen, d.h. Reizmelder, die Muskelbewegung auslösen. Daraus schließen die Forscher, dass Bewegungen scheinbar stärker vom Bewegungsempfinden und Spüren abhängig sind als vom rein mechanischen Auslösen einer Muskelaktion. Erst seit Kurzem ist bekannt, dass die Anzahl der Rezeptoren und freien Nervenendigungen in den Faszien um ein Vielfaches höher ist als im Muskel selbst (Robert Schleip spricht von bis zu sechsmal mehr). Insbesondere die Nozizeptoren, die Schmerzmelder, sind vor allem im Fasziengewebe zu Hause und nicht im Muskel. Gerade diese Erkenntnis hat die Sicht auf die vielen ungeklärten und zum Teil chronischen Rückenschmerzen komplett verändert, denn gerade die Rückenfaszie ist mit Schmerzfühlern dicht besiedelt.

Somit zeigt die neue Forschung, was für eine ungeahnt wichtige Rolle die Faszien spielen, und zwar nicht nur bei der Übertragung von muskulärer Kraft und Spannung, sondern auch bei der eigenen Körperwahrnehmung, bei der Entstehung von Schmerzgeschehen im Körper, bei der Unterstützung eines gut funktionierenden Immunsystems sowie bei der Bewegung.

Funktion der Faszien – Formen, Bewegen, Kommunizieren und Versorgen

Das lebendige Fasziengewebe besteht aus einer Einheit von Flüssigkeit und Bindegewebsfasern. Erst durch diese beiden Komponenten können die Faszien zwei von Grund auf verschiedene Funktionen bewerkstelligen, die wir in der Yoga-Sprache mit »sthira und sukha« (stabil und leicht) beschreiben: den Körper formen, ihm Struktur geben, ihn stabilisieren und ihm Bewegung ermöglichen.

Zudem macht dieses lebendige Gewebe, das zugleich Sitz der inneren Wahrnehmung für Haltung und Bewegung ist, als Kommunikationssystem die Aufnahme und Weiterleitung verschiedenster Signale möglich. Denn allein mithilfe der Nerven und des Gehirns können Muskeln nicht funktionieren. Das, was wir Muskelfaser nennen, ist für sich betrachtet recht »breiig« und könnte alleine die Kraft gar nicht auf die Knochen übertragen und eine Bewegung auslösen. Dazu braucht es das dritte wichtige Medium, nämlich den Stoff, der alles mit allem verbindet und überall kleinste Brücken bildet: das Bindegewebe. Auch die Versorgung ist eine der zentralen Aufgaben dieses Gewebes und für den gesamten Zellstoffwechsel unentbehrlich. Die Flüssigkeit, die Bestandteil der Faszien ist, wird bewohnt von Immunzellen und Lymphe und bildet damit eine wichtige Grundlage für Immunsystem und Gesundheit.

Wichtiges in Kürze

- Faszien können sich unabhängig von den Muskeln zusammenziehen.
- Faszien verfügen über die Fähigkeit, kinetische Energie zu speichern und dem Organismus explosionsartig zur Verfügung zu stellen. Dies erlaubt es uns, bei einer Kraftleistung weniger zu ermüden, und ökonomisiert so die Bewegung.
- Faszien sind hochgradig innerviert. Sie bilden unseren Körpersinn und sind verantwortlich für unsere Körperwahrnehmung und unser Bewegungsgefühl.
- Durch die beiden vorgenannten Punkte können Faszien auch Schmerzgenerator sein.

Sinnesorgan Faszien

»Mit Logik kann man Beweise führen, aber keine neuen Erkenntnisse gewinnen, dazu gehört Intuition.«

Henri Poincaré

Die verschiedenen Faszienschichten sind voller Sensoren, die verantwortlich sind für die Eigenwahrnehmung (Propriozeption). Diese Nervenendigungen berichten über Lage, Bewegung, Druck oder Dehnung eines Muskels, Organs oder Körperteils und sorgen zudem dafür, dass die Informationen, die sie wahrnehmen, ins Nervensystem weitergeleitet werden. Sie bilden die Grundlage für die Wahrnehmung von Haltung, von Körperbewegungen, für die Orientierung im Raum oder auch dafür, wie einzelne Körperteile zueinander stehen. Diese Sensoren, sogenannte Mechanorezeptoren, sind auf verschiedene Stimuli (Reizqualitäten und -intensitäten) spezialisiert und heißen Golgi-Rezeptoren, Pacini-Körperchen, Ruffini-Körperchen und Interstitielle Rezeptoren. Diese Konstellation macht nicht die Haut, sondern das Bindegewebe zu unserem größten Sinnesorgan!

Die Rezeptoren

Golgi-Rezeptoren finden sich z.B. in den Muskel-Sehnen-Übergängen, den Aponeurosen und den Gelenkkapseln und schützen die Sehnen und Gelenke vor Überlastung. Sie reagieren nicht auf passive Reize, sondern insbesondere dann, wenn die Muskelkontraktion eine starke Zugbelastung auf die Sehnen ausübt. Sie reagieren, indem sie die Muskelspannung senken. Die Golgi-Rezeptoren mögen gerne intensive Dehnungen, in denen eine kontinuierliche Kraft entwickelt wird, wie z.B. beim Active Loaded Stretch.

- Arme in *garuḍāsana* schlingen, wie das Bild zeigt, aufrechter Sitz.
- Schultern entspannen.
- Ellbogen aktiv nach vorne verlängern.
- Brustbein nach hinten zwischen die Schulterblätter entspannen.
- Imaginäres Gummiband zwischen Ellbogen und Schulterblatt-Zwischenraum auseinanderdehnen.
- Ellbogen kraftvoll gegeneinanderdrücken.
- Einige Atemzüge halten, dann auflösen.
- Die Ellbogen in eine andere Höhe bringen und Übung wiederholen. Insgesamt fünf Mal.

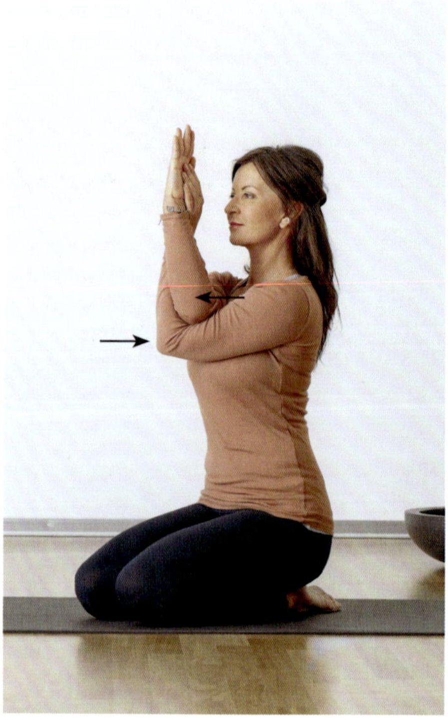

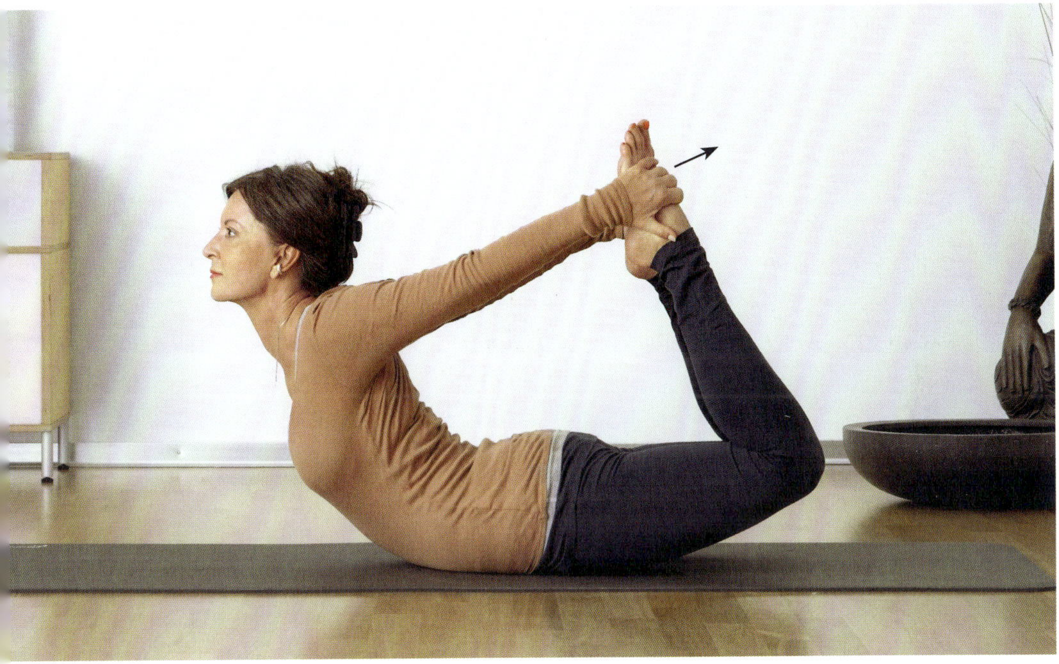

- In der Bauchlage beide Füße oder wahlweise auch nur einen Fuß greifen (*dhanurāsana* bzw. *ardha dhanurāsana*).
- Mit dem Becken in die Erde sinken bzw. es aktiv gegen den Boden drücken und das imaginäre Gummiband vom Beckenkamm zum Knie aktiv verlängern.
- Dann Druck mit dem Fußspann in die Hand geben und spüren, wie die Dehnspannung über die Leisten und den vorderen Oberschenkel zunimmt.
- Drei bis fünf Mal wiederholen, gegebenenfalls die Seite wechseln.

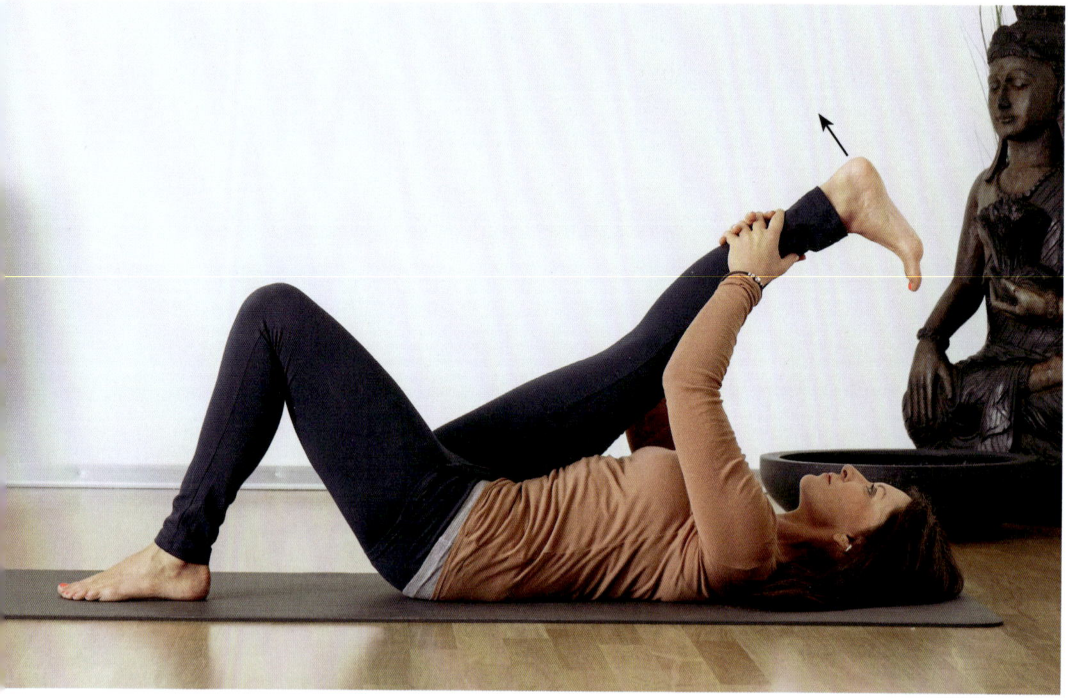

- In der Rückenlage einen Fuß aufstellen, das andere Bein in Dehnung bringen und mit den Händen halten.
- Das Bein gegen den Zug der Hände drücken und die Spannung in der zu dehnenden Muskulatur der Beinrückseite aktivieren.
- Einige Atemzüge halten, dann entspannen und nachsinken.
- Drei bis fünf Mal wiederholen.

Dann Beinwechsel und die Übung auf der anderen Seite wiederholen.

Pacini-Körperchen liegen z.B. in den Muskel-Sehnen-Übergängen, den Bändern der Wirbelsäule und in der Muskelfaszie. Sie sind spezialisiert auf schnelle Druckveränderungen, ruckhafte Impulse oder Vibrationen. Was sie als Stimulation brauchen, ist Abwechslung – vielfältige, neue, unvorhersehbare Bewegungsimpulse. Stets gleichbleibende Reize oder Vorhersehbares langweilen sie. Monotone, sich wiederholende Bewegungen lassen sie einschlafen.

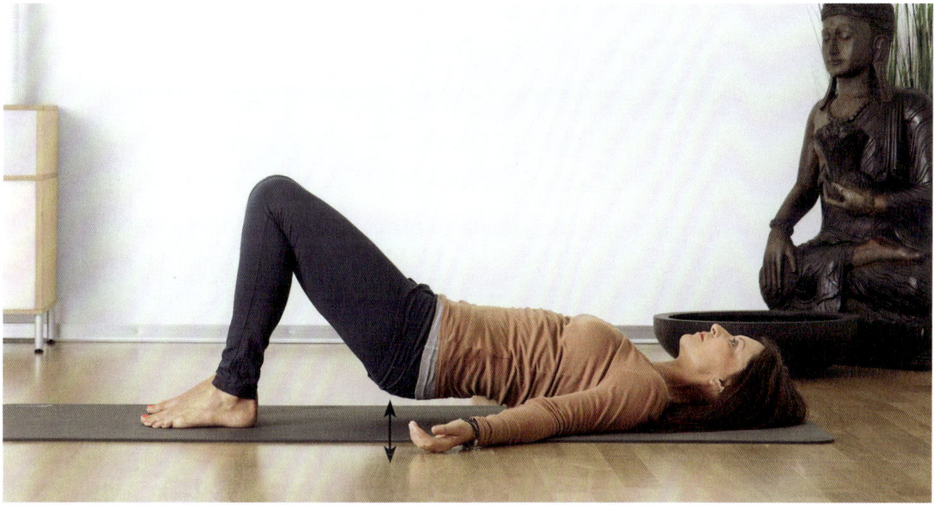

- In der Rückenlage das Becken heben und auf den Boden fallen lassen.
- Mit dem Becken auf die Erde klopfen. Wechseln Sie immer wieder das Tempo (schnell bzw. langsam) und die Intensität (von etwas höher oben fallen lassen).
- Eine bis drei Minuten lang wiederholen, nach immer wieder neuen Impulsen suchen, sich in die Dynamik hinein entspannen. Nachspüren.

- Im Sitzen sich selbst umarmen. Schultern und Arme entspannen.
- Von der Magengrube schnelle, ruckhafte Impulse in eine leichte Drehung geben, sodass die Ellbogen »hin- und herfliegen«.
- Den Atem frei fließen lassen. Etwa eine Minute lang wiederholen. Dann die Arme andersherum verschränken und die Übung wiederholen.

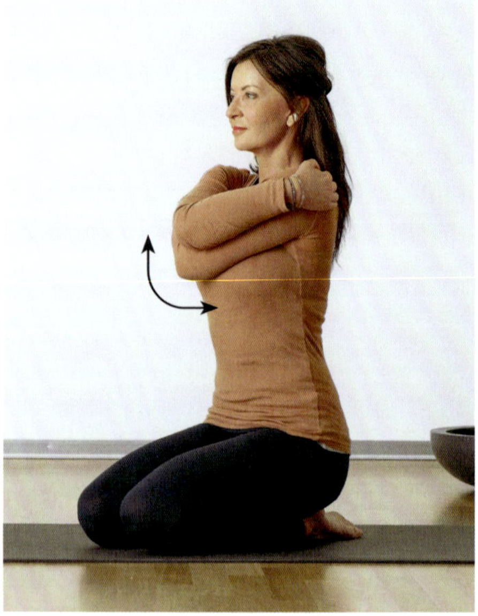

- In der Vorbeuge *uttānāsana* die Arme verschränken und in ein gefühlvolles Federn kommen.
- Dabei kleine Variationen entstehen lassen: das Gewicht auf den Füßen etwas nach vorne, nach hinten und auf die Seiten verlagern, den Oberkörper etwas seitlich abdrehen beim Federn.
- Die Arme anders verschränken und die Übung mit kleinen Variationen nochmals ausführen (z.B. wie auf dem Foto zwei MyoFascial-Domes, siehe S. 100, unter die Füße legen).

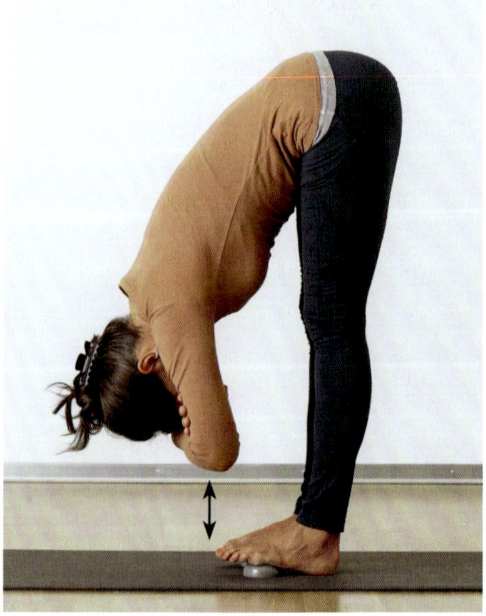

Ruffini-Körperchen sitzen z.B. in den Aponeurosen, den Bändern und der Dura mater (äußere Hirnhaut). Sie sind programmiert auf einen wechselnden, langen, anhaltenden Druck. Sie mögen eher ruhige, stete Reize, wie bei einer Massage oder einer langsam schmelzenden Dehnung. Dabei sind ihnen großflächige Dehnungen mit diagonalen Scherkräften am liebsten. Die Stimulation dieser Rezeptoren bewirkt eine Tonussenkung und tiefe Entspannung.

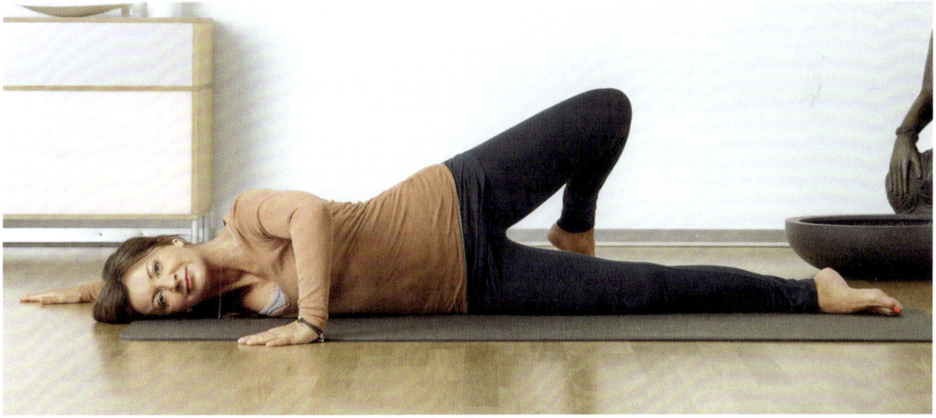

- In der Bauchlage den rechten Arm anwinkeln und so ablegen, dass der Ellbogen etwas über der Schulter liegt.
- Die linke Hand seitlich abstützen, das linke Bein verlängern und anheben, sich zur linken Seite öffnen, das Becken aufdrehen, das linke Bein beugen, die rechte Schulter am Boden lassen und den Kopf entspannen.
- In die Dehnung über den kleinen Brustmuskel hineinatmen.
- Die Armposition hat viel mit der Dehnintensität zu tun. Finden Sie die Stellung, in der Sie die Dehnung über die Brust am besten spüren. Einige Atemzüge verweilen.
- Dann die Seite wechseln und die Übung wiederholen.

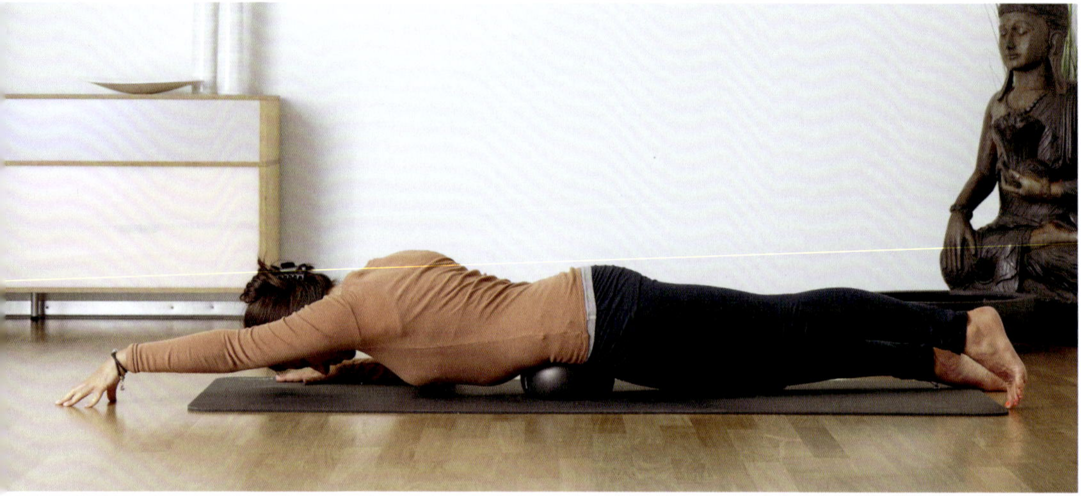

- In der Bauchlage den großen Myo-Ball auf Nabelhöhe unterschieben.
- Eine Seite aktiv verlängern und in den Ball schmelzen.
- Sich ganz langsam auf eine Seite abdrehen, sodass sich der Ball seitlich wegschiebt.
- Danach den Ball wieder unter den Bauch legen und auf der anderen Seite wiederholen.
- Den Atem frei fließen lassen.

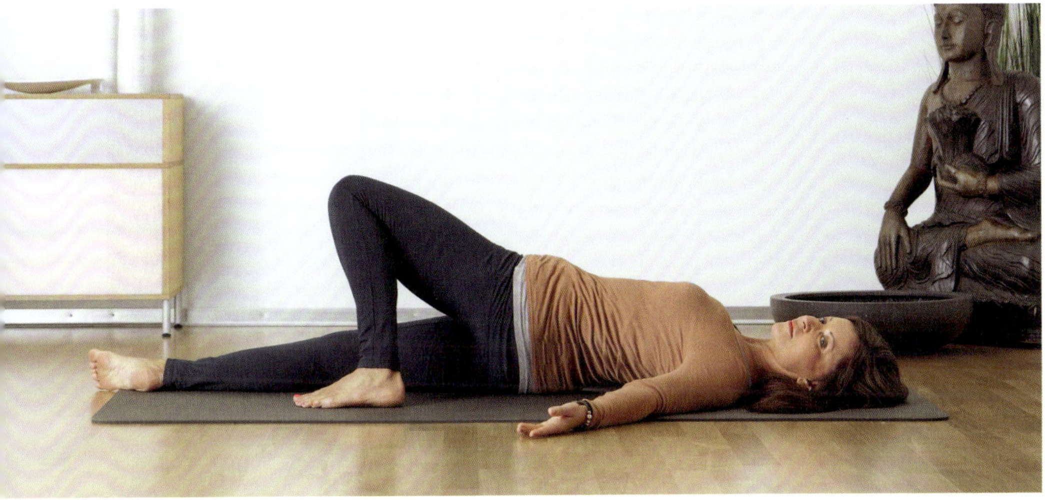

- In der Rückenlage das rechte Bein strecken, den linken Fuß aufstellen.
- Auf die rechte Seite rollen und die linke Seite des Beckens heben.
- Die linke Kniespitze in den Raum verlängern, die linke Leiste aufdehnen, die Magengrube steigen lassen.
- In die Dehnung hinein entspannen.
- Für einige Atemzüge verweilen, dann auf der anderen Seite wiederholen.

Interstitielle Rezeptoren (freie Nervenendigungen) sind die am wenigsten bekannten Sensoren und kommen am häufigsten vor. Sie finden wir fast überall im Körper, vielfach in der Oberflächenfaszie, im Periost (Knochenhaut) und im Fettgewebe. Sie sind verantwortlich dafür, dass wir uns möglichst ökonomisch (energiesparend) bewegen, und sind verbunden mit dem vegetativen Nervensystem, welches automatisch ablaufende und unbewusste Vorgänge im Körper steuert, wie z.B. den Stoffwechsel, die Verdauung, die Atmung, den Blutdruck und den Herzschlag.

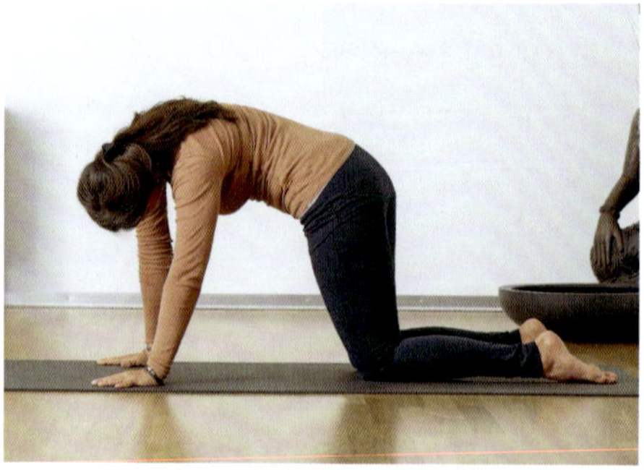

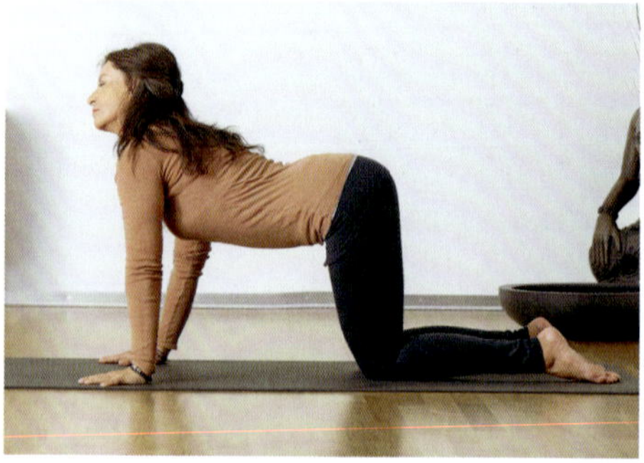

- In der Katze *cakravākāsana* in freie, genussvolle, räkelnde Bewegungen finden.
- In eine Langsamkeit sinken.
- Die ganze Bewegungsvielfalt des Rückens spielerisch erforschen.
- Den Atem fließen lassen.

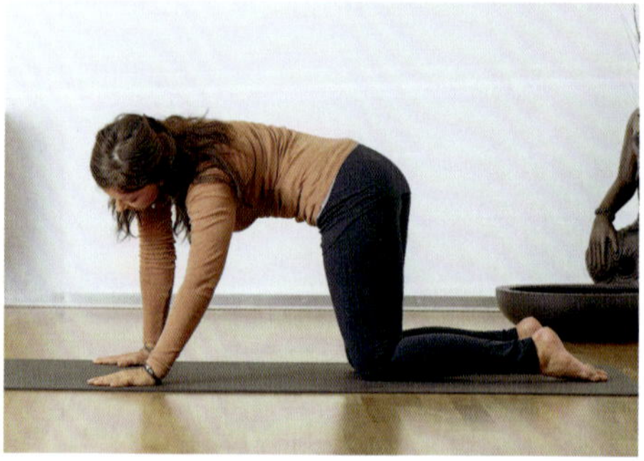

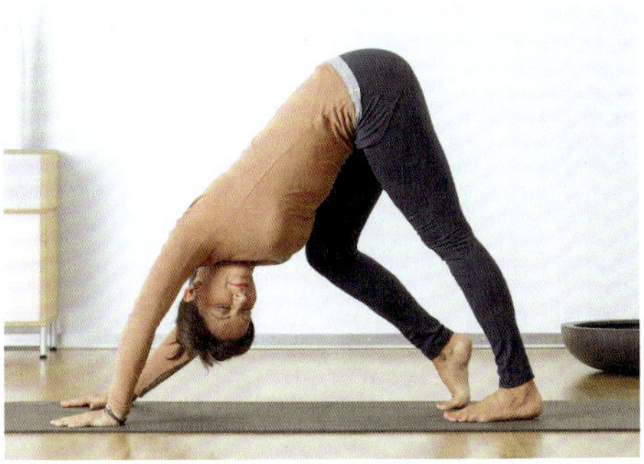

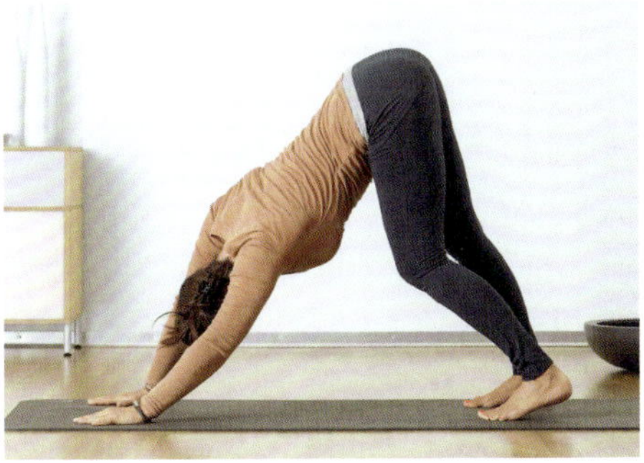

Sich im herabschauenden Hund *adho mukha śvanāsana* mit dem Atem verbinden und sich aus diesem inneren Impuls heraus bewegen.

Dem guten Gefühl folgen und in spontane, freie Bewegungen finden.

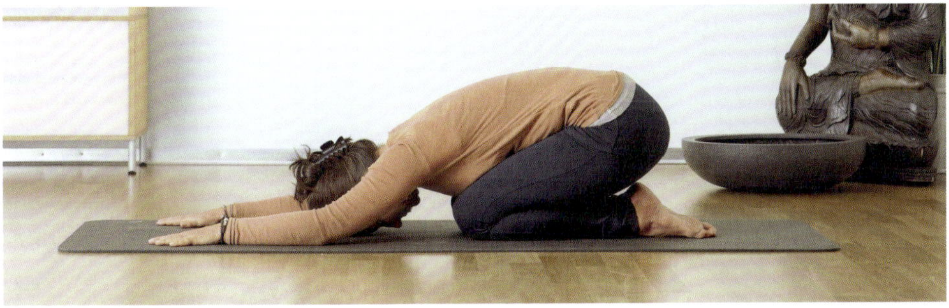

Mikrobewegungen können in allen *āsana* gemacht werden – wie z.B. in der Kindeshaltung *garbhāsana*. Sie sind kaum sichtbar. Dafür umso mehr spürbar. Kleinste Veränderungen auskosten.

Darauf achten, dass die Bewegungen achtsam und aus dem Atem heraus entstehen. Nie in ein mechanisches »Abspulen« kommen, sondern sich immer gefühlvoll und sinnlich bewegen.

Faszien als sechster Sinn und körperweites Kommunikationssystem

Durch den Reichtum an Rezeptoren und freien Nervenendigungen in den Faszien kann man von einem komplett eigenständigen, körperweiten Informations- und Kommunikationssystem sprechen, welches das Nervensystem bei jeder Bewegung unterstützt. Was passiert, wenn dieser Sinn ausfällt, zeigt die BBC-Dokumentation »The Man Who Lost His Body« (1998) auf eindrucksvolle Weise. Durch eine äußerst seltene Viruserkrankung, die nur die sensorischen Nerven zerstört, während die motorischen intakt bleiben, konnte sich Ian Waterman praktisch von einem Tag auf den anderen nicht mehr bewegen, weil er seine Bewegungen nicht mehr spüren konnte. Nur dank seiner starken Willenskraft, der Erinnerung daran, wie sich Bewegung angefühlt hat, und seiner Vorstellungsgabe gelang es ihm nach Jahren, sich selber das Bewegen und Gehen wieder beizubringen. Jede seiner Aktionen bedarf einer exakten, bewussten Planung. Die amerikanische Forscherin Helene M. Langevin vertritt die Meinung, dass sich durch das komplexe Kommunikationssystem der Faszien teilweise die Erfolge von alternativen Heilmethoden, wie z.B. Akupressur und Akupunktur, erklären lassen.

Über den Zusammenhang zwischen den Meridianen der TCM und dem Fasziensystem wird zur Zeit intensiv geforscht.

Ob sich jemand in seinem Körper »zu Hause« fühlt, wie fein dieser Sinn entwickelt ist und wie gut diese Sensoren zusammenarbeiten, all das bestimmt – selbstverständlich neben anderen Faktoren – die Art und Weise, wie sich jemand bewegt: leichtfüßig, grazil, geschmeidig und elegant oder schwerfällig, unbeholfen und steif.

Diese bahnbrechenden Entdeckungen der neueren Physiologie haben das Bild vom Bindegewebe in ein anderes Licht gerückt: gerade das fasziale Gewebe am Bewegungsapparat gilt heute als ein körperweites Informationssystem und für das Gehirn als unabkömmlich. Dieser Körpersinn ist sozusagen der »sechste Sinn«, und das Spüren und achtsame Ausführen von Bewegungen schärfen diese innere Wahrnehmung, die im Bindegewebe wohnt. Die Fähigkeit, den Körper sinnlich wahrzunehmen, wird mit dem Begriff »Embodiment« (Verkörperung) bezeichnet und beschreibt die Körperintelligenz und die Fähigkeit für bewusste Wahrnehmung, die entsteht, wenn jemand in seinem Körper »zu Hause« ist. Embodiment meint, dass das Bewusstsein den Körper als Erfahrungsinstrument braucht. »Es ist nicht nur so, dass sich psychische Zustände im Körper ausdrücken (›nonverbal‹ als Gestik, Mimik, Körperhaltung), es zeigen sich auch Wirkungen in umgekehrter Richtung: Körperzustände beeinflussen psychische Zustände. Beispielsweise haben Körperhaltungen, die aus irgendeinem Grund eingenommen werden, Auswirkungen auf Kognition (z.B. Urteile, Einstellungen) und Emotionalität.« (zit. aus Maja Storch et al.: Embodiment – die Wechselwirkung von Körper und Psyche verstehen und nutzen)

Wichtige Punkte

- Faszien sind unser größtes Sinnesorgan.
- Faszien sind ein Hauptort der Körperwahrnehmung.
- Faszien sind mit weit mehr Rezeptoren versorgt als Muskeln.
- Die verschiedenen Rezeptoren brauchen unterschiedliche Reizimpulse und Intensitäten.
- Die »Sprache« des faszialen Netzes ist das Spüren und sinnliche Erleben von Haltung, Bewegung und Berührung.
- Unsere Psyche hat weitreichenden Einfluss auf die Faszien: Unser Denken, Fühlen und unser Selbstbild beeinflussen den Tonus in den Faszien.

FASZIEN UND IHRE BEDEUTUNG FÜR BEWEGUNG UND HALTUNG

»Es gehört mehr Mut dazu,
seine Meinung zu ändern,
als ihr treu zu bleiben.«

Friedrich Hebbel

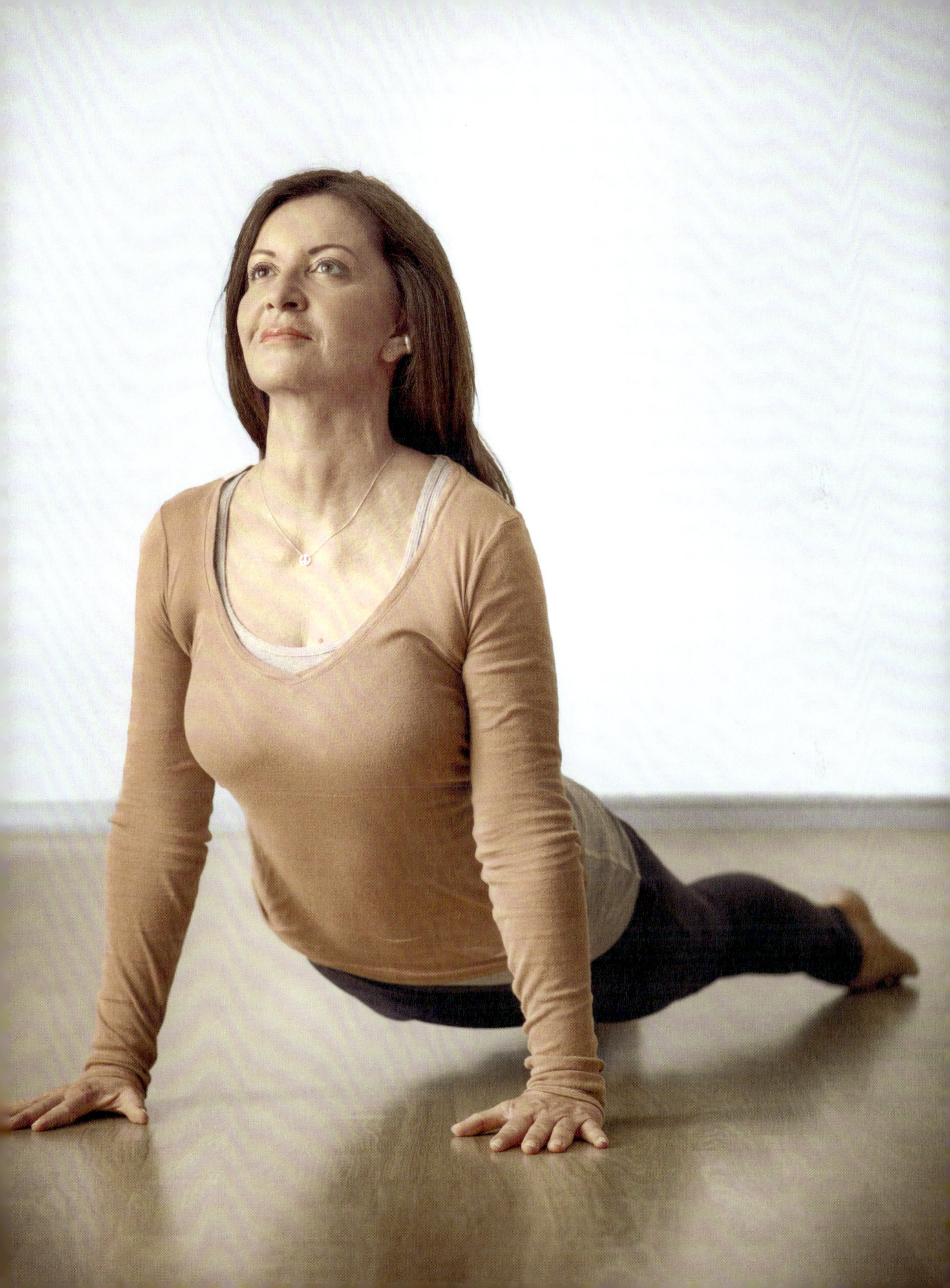

Tensegritäts-System: Neue Sicht auf die Anatomie des Körpers

Innerhalb unseres menschlichen Körpers und zwischen all dem Gewebe gibt es ein ordnendes System. Das Bauprinzip, welches unsere vielen Körperbereiche wie ein bewegliches Raum-Mosaik vereint und dabei sowohl Stabilität als auch Beweglichkeit garantiert, nennt sich Tensegrity oder Tensegrität. Tensegrity ist ein Kofferwort aus den beiden englischen Wörtern tension (Spannung) und integrity (Ganzheit, Einheit). Das Konstruktionsprinzip der Tensegrität kenne ich noch aus meinem Architekturstudium. Es entstammt der Kunst und Architektur des vergangenen Jahrhunderts und bezeichnet ein Tragwerksystem, welches aus scheinbar durcheinander im Raum angeordneten Stäben und Seilen besteht und ein in sich geschlossenes und stabiles System bildet.

Das Faszinierende an diesem System ist, dass sich die gesamte Struktur durch Zug und Druck selbst stabilisiert. Auf die Seile wirken Zugspannungen, während die auf Druck beanspruchten Stäbe in einem Netz aus kontinuierlichem

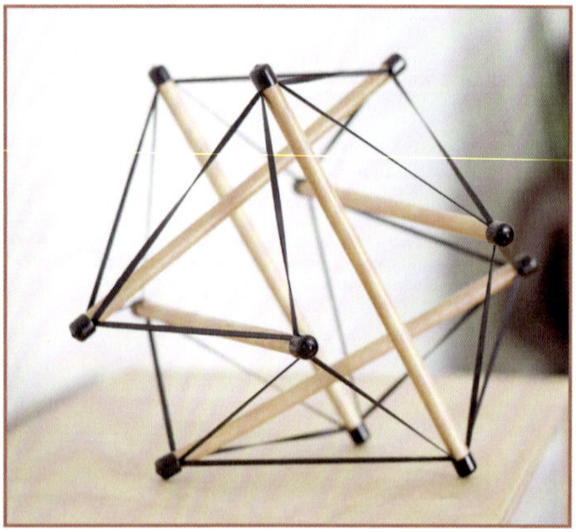

Zug zu schweben scheinen. Bereits 1920 baute der lettische Künstler Karl Ioganson eine Skulptur, bei der drei Stäbe durch ein kontinuierlich verbundenes Seilnetz ins Gleichgewicht gebracht wurden. Anfang der 1960er-Jahre meldeten drei Architekten, Richard Buckminster Fuller, David Georges Emmerich und Kenneth D. Snelson, dafür in den USA Patente an.

Heute wird das Tensegritätsprinzip als Leichtbauweise gerne für Dachkonstruktionen verwendet. Bei dieser Konstruktionsweise scheinen die festen Bauelemente im Raum zu schweben, während sie von elastischen Zugelementen gehalten werden. Das macht die ganze Struktur sehr anpassungsfähig. Wirkt von außen eine Kraft auf das System, reagiert das ganze Gebilde, indem es sich dynamisch ausrichtet und anpasst. Die Kräfte werden räumlich verteilt, sodass ein neues Gleichgewicht entsteht.

In unserem Körper entsprechen den festen Bestandteilen des Tensegritäts-Systems unsere Knochen, die sich nirgends im Körper direkt berühren, sondern durch Muskeln und Bindegewebe »flexibel verbunden« sind, nämlich durch Sehnen, Bänder und Kapseln. Die myofaszialen Strukturen repräsentieren in diesem System den Zug, der die Knochen über das Spannungssystem der Faszien sowohl miteinander verbindet als auch auf Abstand hält.

Der Unterschied zwischen architektonischer Baukunst und dem menschlichen Körper ist der, dass in unserem Körper keine geraden Linien zu finden sind. Alles ist geschwungen und besteht aus Bögen und Krümmungen aller Art, aus Spiralen, Röhren, Zylindern und Kugeln. Selbst Knochen, die gerade erscheinen, sind in sich spiralig gedreht. Gleichzeitig bestehen wir, im Gegensatz zu einem Haus, mehrheitlich aus Flüssigkeiten – aus Blut, aus der Lymphflüssigkeit und dem Zellplasma, außerdem »schwimmen« unser Gehirn und Rückenmark in einer flüssigen Substanz und auch zwischen unseren Bauchorganen gibt es einen flüssigen Gleitfilm (eine flüssige Faszie, die »Tunica serosa«). Alle Lebensprozesse werden sozusagen über die verschiedenen Flüssigkeiten gesteuert.

Diese neue Sichtweise des Körpers ergänzt das bisher gängige Bild der Wirbelsäule als ein rein auf Druck ausgelegtes »Bauklötzchen- bzw. Säulen-Prinzip«. Unsere Wirbelsäule ist auch kein durchgängiger Stab, sondern besteht aus einzelnen Wirbelkörpern und ist so als Ganzes ebenfalls besonders beweglich. Sie wird durch unsere Muskeln und Faszien in ihrer Funktion unterstützt. Unser Skelett wird oft als das Gerüst für unsere Muskeln bezeichnet. Diese Aussage ist etwas missverständlich. Ein Baugerüst ist in sich stabil. Dies ist das Knochengerüst nicht: Ein Skelett braucht immer eine Stütze oder muss aufgehängt werden, andernfalls würde es in sich zusammenfallen. Das macht deutlich, dass es vor allem die Muskeln und Faszien sind, die den Körper stützen und ihn aufrichten. Die Funktion der Knochen der Wirbelsäule ist weniger das Tragen von Gewicht, sondern vielmehr das Verteilen von Gewicht. Die Bandscheiben fungieren als Stoßdämpfer. Wird das Gewicht (durch entsprechenden Zug) nicht optimal verteilt, leiden die Bandscheiben, die nur ein bestimmtes Ausmaß an Innendruck aushalten können. Der Vergleich unserer Wirbelsäule mit einer Backsteinmauer, bei welcher die untersten Wirbel am meisten Gewicht tragen, ist dabei nicht ganz korrekt. Das Geflecht aus mal feingliedrigen, mal weitmaschigen oder derben Häuten ist verantwortlich für unsere Körperstruktur und Silhouette. Als strukturgebendes Organ formt dieses Geflecht nicht nur unseren Körper, es hält ihn zusätzlich über Dehnspannung aufrecht.

Die Faszienforscher Robert Schleip und Thomas Myers vergleichen die Wirbelsäule von den statischen Verhältnissen her mit einem Segelschiff mit Mast, Takelage und Wanten. Der Mast an sich trägt kein Gewicht, wie z.B. eine Säule, sondern dient als festes Element innerhalb eines Verspannungssystems, welches erst über die Zugseile seine dynamische Stabilität erhält. Ein anderer

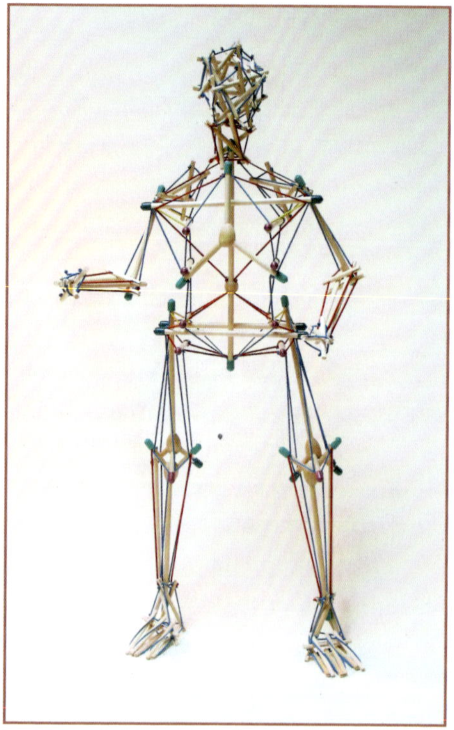

Der Körper als Tensegritäts-System

Vergleich: Die Wirbelsäule verhält sich innerhalb der Schwerkraft unserer Erde eher wie ein Zelt, welches über Zugseile aufgerichtet wird. Wie bei einem stabilen Zelt braucht es auch im Körper ausgeglichene Spannungsverhältnisse innerhalb des myofaszialen Netzwerkes, damit Haltung und Bewegung schmerzfrei möglich sind und Spaß machen. Verschiedene Muskeln, Bänder und fasziale Züge halten die Wirbelsäule aufrecht und bilden ein dynamisches Spannungsnetzwerk. Und was für die Wirbelsäule gilt, gilt für den gesamten Körper, bei dem die Knochen für die festen Bauelemente und die Faszien für die elastischen Zugelemente stehen, die die Spannung halten und an andere Elemente weitergeben können.

Der Zustand der Faszien bestimmt das körperliche und psychische Wohlbefinden, die Geschmeidigkeit und Flexibilität. Wie ein feiner, netzartiger weißer Strumpf halten sie den gesamten Körper zusammen und sind gleichzeitig bestrebt, die jeweils bevorzugten Bewegungsmuster bestmöglich zu unterstützen. Jede noch so kleine Bewegung hat einen Einfluss auf das gesamte System und die Spannungsverhältnisse passen sich an. Dort, wo sie mehr Haltearbeit ausüben müssen, reagieren sie, indem sie sich an dieser Stelle verdichten. Diese Spannungszunahme und Veränderung der Faszienqualität durch eine starke oder einseitige Belastung zieht Spannungsveränderungen im gesamten Körpernetzwerk nach sich.

Die moderne Faszienforschung sieht den Körper als Tensegritäts-Struktur, bei welchem die festen Knochen zusammen mit den über den gesamten Körper laufenden Muskel- und Faszienzügen ein dynamisches Spannungsnetzwerk bilden. Dabei ist alles fein aufeinander abgestimmt: Bewegen wir einen Muskel, reagiert das gesamte Netzwerk und die Spannung wird über ganze myofasziale Ketten an andere Körperstellen weitergegeben. Diese Betrachtungsweise ergänzt und erweitert die klassische Anatomie, die sich auf die Funktionsweise einzelner Muskeln konzentriert, auf körperweite funktionale Faszienzüge.

Die myofaszialen Leitbahnen (nach Thomas Myers)

Im Spannungsnetzwerk Körper können wir einige lange myofasziale Verläufe bzw. Muskel-Faszien-Ketten erkennen. Diese myofaszialen Zuglinien ermöglichen koordinierte und geschmeidige Bewegungen. Ein funktionelles Training würde – unter diesen Gesichtspunkten – also Bewegungen fördern, die den ganzen Körper miteinbeziehen. Ein Training, welches den Fokus auf isolierte, einzelne Muskelgruppen legt, macht – aus Sicht der modernen Faszienforschung – wenig Sinn. Erst die Ganzkörperübungen verfeinern das

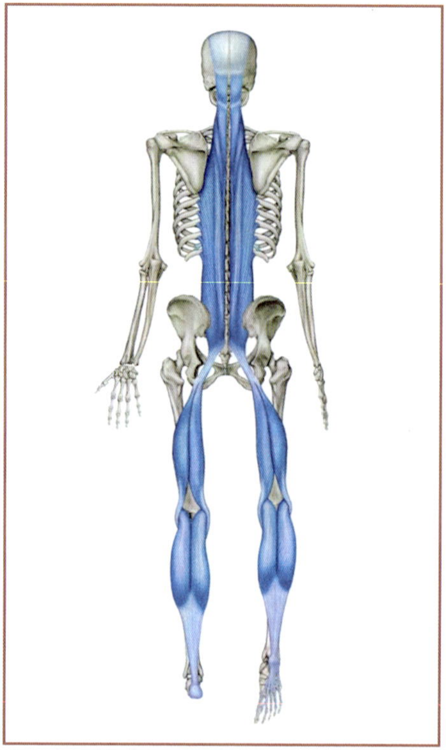

Die oberflächliche Rückenlinie

Zusammenspiel der an der Bewegung beteiligten Körperbereiche und aktivieren die Faszien.

Thomas Myers hat in seinem Buch »Anatomy Trains« die wichtigsten Leitbahnen detailliert beschrieben. Sie verlaufen vertikal, also der Länge nach, über den Körper und haben eine Funktion sowohl für Haltung als auch Bewegung. Die faszialen Züge oder Leitbahnen stellen nicht nur eine linienartige Verbindung von A nach B dar, sondern auch eine räumliche Verbindung. Im Einzelnen sind das: die Oberflächliche Rückenlinie, die Oberflächliche Frontallinie, die Tiefe Frontallinie, die Laterallinien, die Spirallinie, die Armlinien, die Funktionellen Linien (die Funktionelle Rückenlinie, die Funktionelle Frontallinie).

Jan Wilke, wissenschaftlicher Mitarbeiter der Goethe-Universität Frankfurt am Main, führt eigene Untersuchungsreihen zu den myofaszialen Ketten durch und betont, dass es sich dabei zurzeit noch mehrheitlich um eine Arbeitshypothese handelt. Es besteht wenig Evidenz und viele Erkenntnisse beruhen auf Erfahrung. Die Oberflächliche Rückenlinie, die Tiefe Frontallinie und die Funktionellen Linien gelten mittlerweile als bestätigt. Noch widersprüchlich bzw. nicht untersucht sind die anderen myofaszialen Ketten.

Auf den zum Buch gehörenden Videos habe ich für Sie eine kleine Übungspraxis für die Rückenlinie zusammengestellt, mit dem Fokus auf der Entspannung des Rückens.

Form follows function

Den Gestaltungsleitsatz »form follows function« kenne ich ebenfalls aus meinem Architekturstudium. Er stammt aus der Architektur der 30er-Jahre, genau genommen hat ihn die Chicago School rund um den Architekten Louis Sullivan geprägt. Eines seiner berühmten Zitate lautet: »So wie du bist, so sind auch deine Gebäude« (Louis Sullivan, 1924). Die Bauhaus-Ära hat seine Gestaltungsleitsätze übernommen und uminterpretiert, sodass daraus ein recht schnörkelloses, rein pragmatisches Design entstand, welches auf allen überflüssigen Schnickschnack verzichtete.

Die Grundidee von »form follows function« besteht darin, dass sich aus der praktischen Funktion die ästhetische ergibt. Auf den Körper und die Faszien bezogen bedeutet dieser Leitsatz, dass die Form und Qualität unseres Körpers von unseren Haltungs- und Bewegungsmustern sowie unserem Denken und Fühlen abhängen. Sie bedingen sich sozusagen gegenseitig: Die gegebene Struktur nimmt Einfluss auf die Funktionsmöglichkeiten, genauso, wie die Struktur des Gewebes von der Art der Bewegung bzw. Belastung bestimmt wird. Während die Muskeln und ihre Verläufe bei allen Menschen mehr oder weniger gleich sind, bilden sich Faszien in höchstem Maße individuell aus. Die Faszien passen sich ein Leben lang laufend funktionell an und verändern permanent die Scherengitterform ihrer Kollagenfasern, deren Dichte, Stärke und Ausrichtung sowie das Verhältnis zwischen Grundsubstanz und Fasern. Sie entwickeln und formen sich durch die bevorzugten Bewegungsabläufe und die entsprechende Grundstimmung des jeweiligen Menschen.

Haltung

Das Bewegungsverhalten hat sich in unserer modernisierten Welt verändert. Eine gebeugte, aus der Balance geratene Körperhaltung ist schon lange nicht mehr das Attribut des Alters. Durch alle Altersklassen und Bevölkerungsschichten – egal ob Manager/in, Schüler/in oder Rentner/in – ziehen sich ungünstige Haltungsmuster mit den daraus resultierenden Beschwerden. Viele Theorien wurden in den vergangenen Jahrzehnten entwickelt und entsprechende Trainingsprogramme erstellt – mit mäßigem Erfolg: Noch immer ist der Rückenschmerz Volkskrankheit Nummer eins, und trotz neuer Messverfahren und differenzierter Forschungsergebnisse kann nur ein Bruchteil der Rückenschmerzen exakt diagnostiziert und geheilt werden. Ob die Faszien gesund sind, hat Einfluss auf die Kraftentwicklung und ihre Übertragung, auf die Geschmeidigkeit sowie auf die Feinabstimmung der Bewegung (Feinmotorik).

Aufgrund der vorangegangenen Erläuterungen zu der weitreichenden und vielfältigen Welt der Faszien ist es durchaus vorstellbar, dass die ganz individuelle Ausprägung der Faszien wie ein sichtbarer Fingerabdruck in Bezug auf die Haltung sein kann. Die Faszien bilden sich nicht nur da besonders stark aus, wo wir sie mehr beanspruchen – wenn wir beispielsweise eine Tasche immer auf der gleichen Seite tragen –, auch Emotionen und Erfahrungen des Lebens werden in ihnen gespeichert. So können wir z.B. jemanden bereits von Weitem an seinem Gangmuster erkennen.

Bei langem Sitzen und Arbeiten am PC in einer Sitz-Beuge-Haltung passt sich der »Faszien-Strumpf« bestmöglich an, indem er sich in dieser »Rundrückenposition« verfestigt. Ganz ähnlich, wie bei einem Cowboy sich die Faszien an der Innenschenkelseite stärker ausbilden, geschieht dies auch bei den »Schreibtisch-Jockeys«: Sie entwickeln ein steiferes Gewebe über den oberen Bereich des Rückens. Die Konsequenz ist, dass das aufrechte Sitzen plötzlich als anstrengend erlebt wird, der Schulter-Nacken-Bereich hart wird und schmerzt und dies zu einem Ungleichgewicht im Spannungsnetzwerk des gesamten Körpers führt. Fachleute schätzen, dass etwa 80% der Schmerzen, die sich im Nacken manifestieren, ihren Ursprung in anderen Regionen des Körpers haben und dass demzufolge nur etwa 20% der Nackenprobleme auch wirklich dort zu lösen sind. Da über das körperweite Fasziennetz alles mit allem verbunden ist, hat eine veränderte Faszienspannung an einer Stelle des Körpers immer Auswirkungen auf andere Körperbereiche. Wie beim Dominospiel wird der Impuls weitergegeben. So kann z.B. eine Entzündung der Leber (Hepatitis) die Spannung in den Faszien der rechten Niere verändern und sich auch auf die rechte Schulterregion auswirken.

Anpassung und Resilienz

Unser Leben besteht aus Kompensationsmechanismen. Wir passen uns ein Leben lang an die Impulse an, die auf uns einwirken. Unser Organismus strebt dabei immer nach Balance. Diese Fähigkeit hat einen Namen: Resilienz. Resilienz (von lateinisch resilire: zurückspringen, abprallen) beschreibt die Fähigkeit eines Systems, mit Veränderungen umgehen zu können, und ist eng verwandt mit dem Begriff der Selbstregulation. Damit sind die Widerstandsfähigkeit äußeren Störungen gegenüber gemeint und die Fähigkeit, für Ausgleich und Balance zu sorgen (wie ein »Stehaufmännchen«).

Nach einem Unfall oder einer Operation organisiert sich der Körper immer wieder neu, um entstandene Ungleichgewichte auszugleichen. Es kann sein, dass wir einen Menschen sehen, dessen Körper von außen ganz schief und unausgeglichen wirkt, er jedoch keinerlei Beschwerden hat. In diesem Fall hat sich das gesamte System optimal in sich ausgerichtet – auch wenn es von unserem Idealbild abweicht.

Hier zu massiv einzugreifen, könnte sich fatal auswirken, weil ein gefundenes Gleichgewicht gestört werden kann. In solchen Situationen gilt es besonders achtsam und sanft vorzugehen. Schmerzen entstehen erst dann, wenn alle Kompensationsmechanismen ausgeschöpft sind.

Selbst wenn unsere Körperhaltung, von außen betrachtet, ungünstig ist und uns sogar Beschwerden verursacht, geht sie für uns selbst häufig mit einem Gefühl der »Richtigkeit« einher. Der Schmerz oder auch bewusst wahrgenommene Fehlstellungen können in der Regel die Haltung nicht dauerhaft ändern. Oft fühlt sich sogar – gerade zu Beginn der Übungspraxis – die optimale und objektiv bessere Körperhaltung als »schief«, »unbequem« oder »unnatürlich« an. Die Manualtherapie, die Osteopathie oder das Rolfing unterstützen mit ihrem geschulten Gespür für die Faszien eine Veränderung in der Körperstruktur.

Use it – or lose it

Alles in unserem Körper wird nach dem Prinzip »use it – or lose it« permanent auf-, um- oder abgebaut. Alles, was wir nicht regelmäßig beanspruchen, signalisiert dem Körper, dass es unnötig ist und abgebaut werden kann. Damit spart er enorm viel Energie. Umgekehrt gilt natürlich das Gleiche. Deshalb ist es wichtig – besonders im Alter, wenn der Prozess des Abbaus stärker ist –, Körper und Geist entsprechend zu fordern und

Fersensporn

Weil Sehnen nicht direkt am Knochen ansetzen, sondern an der bindegewebigen Hülle des Knochens, der Knochenhaut (Periost), kann z.B. ein Fersensporn entstehen, wenn die Sehne der Fußsohle unter zu starker Spannung steht und sie an der Knochenhaut zieht. In der Folge bildet sich ein kleiner Hohlraum, der mit einer knöchernen Substanz gefüllt wird und danach unangenehm schmerzt. Hier hat es sich bewährt, mit sogenannten myofaszialen Tools, wie z.B. kleinen Bällen, Mini-Rollen oder dem Dome, das Gewebe der Fußsohle zu beleben und zu lockern. So löst sich übermäßige Spannung und der Fersensporn kann sich zurückbilden.

durch ein gezieltes Training leistungsfähig zu halten.

Wenn Faszien verklebt sind, dann können sich Beschwerden manifestieren wie z.B. in Form von Kreuzschmerzen oder Schulterschmerzen. Heute weiß man, dass der Zustand und die Qualität des Bindegewebes dabei eine große Rolle spielen oder sogar der alleinige Grund dafür sind (wie z.B. bei Fersensporn oder der Frozen Shoulder). Nicht nur eine falsche Belastung des Fasziennetzes, sondern auch eine Unterforderung können dabei Gründe für das Problem sein. Unser Bewegungsrepertoire ist unendlich groß. Durch die Bewegungsarmut im Alltag droht es jedoch zu verkümmern. Von den vielfältigen Bewegungsmöglichkeiten des Körpers wird nur ein kleines Spektrum abgerufen. Unser Körper reagiert auf diese Unterforderung und letztendlich Fehlbelastung (weil wir auf dieses stundenlange, ruhige Sitzen nicht angelegt sind) u.a. mit Stoffwechselproblemen, Übergewicht, Schmerzen in den Gelenken, Verspannungen, Entzündungen und Arthrose.

Mittlerweile vermuten die Forscher sogar, viele der heutigen gesundheitlichen Probleme kämen daher, dass wir den in uns angelegten Bewegungsspielraum nicht nutzen. Ihre These ist die der »unused arc theory« (These vom ungenutzten Spielraum unseres Körpers), die besagt, dass unser modernes Leben (viel und lange sitzen, wenig Bewegung etc.) zu vielen Zivilisationskrankheiten führt, weil die Gelenke des Körpers nicht die Belastung erfahren, für die sie angelegt wurden. Das würde z.B. die vielen arthrotischen Erkrankungen der Finger erklären, die wohl kaum mit einer zu großen Belastung in Zusammenhang stehen. Deshalb wird gerade bei Arthrose empfohlen, die Gelenke in unbelasteten Positionen möglichst raumgreifend zu bewegen.

Für die Pflege unseres körperweiten Fasziennetzes brauchen wir verschiedene Impulse – Zug und Dehnung genauso wie auch Kraft, Druck und Kompression. Sehnen, die eine Weiterführung und Spezialisierung der bindegewebigen Muskelhüllen darstellen, mögen es, sowohl maximal gedehnt als auch maximalen Kraftreizen ausgesetzt zu werden. Bänder und Gelenkkapseln hingegen mögen es, in einem möglichst großen Bewegungsumfang beansprucht zu werden. Knorpel, Bandscheiben und Menisken werden durch Bewegung genährt, die aus einem Wechselspiel zwischen Druckbelastung und Entlastung besteht. Ganzkörperübungen, Anregung der langen Faszienbahnen, Koordination, Gleichgewichtsübungen, natürliche Bewegungsmuster und Abwechslung sorgen dafür, dass unser Bewegungsapparat Impulse bekommt, die für die Gesundheit essenziell sind. Die Koordination unserer Bewegungen ist abhängig von unserem Spürsinn und davon, wie die Informationen aus Gelenken, Muskeln und Faszien vom Nervensystem verarbeitet werden. Deshalb sollten »fasziengerechte« Übungen immer aus einer sinnlichen Wahrnehmung heraus entstehen und nicht mechanisch »abgespult« werden.

Faszien, Stress und Schmerzen

Obwohl wir immer noch am Anfang stehen in der Faszienforschung, so gibt es doch enorm viele Studien der vergangenen 5 bis 10 Jahre die zeigen, wie zentral das Bindegewebe im Schmerzgeschehen ist. Es wurde gezeigt, dass verschiedene biochemische Prozesse ablaufen, wenn wir gestresst sind, die die Spannung im faszialen Gewebe ansteigen lassen. Diese Spannung im Gewebe kann Nervenzellen reizen, weshalb wir empfindlicher werden, wenn wir Stress haben. Aus diesen Erkenntnissen sind neue Hypothesen und Empfehlungen entstanden z.B. in Bezug auf die Ernährung, Bewegung und die Psyche.

Ein Studienteam fand heraus, dass mit chronischen Schmerzen oft eine eingeschränkte Gleitfähigkeit (»Slide and Glide«), der faszialen Schichten zueinander einhergeht. Bei Rücken- und Nackenschmerzen ist diese Gleitfähigkeit dann nicht mehr gegeben, man wird also immer unbeweglicher und steifer.

Eine andere Studie von 2019 hat untersucht, welche Rezeptoren sich mehrheitlich in der Lendenfaszie vorfinden. Das Forscherteam fand erstaunlich wenige der typischen Mechanorezeptoren und stattdessen viele Nozizeptoren (Schmerzrezeptoren), welche unter anderem die Aufgabe haben, auf Schmerz zu reagieren. Die Lendenfaszie ist also eine Schlüsselstelle für das Schmerzgeschehen. Viele dieser Schmerzrezeptoren sind mit dem Sympatikus gekoppelt, was bedeutet, dass Stress die Schmerzen zusätzlich verstärken kann.

Zudem werden unter Stress vermehrt entzündliche Substanzen ausgeschüttet, die den sog. »growth factor« anregen, wodurch wiederum mehr Nozizeptoren aktiviert werden. Klingt die Entzündung ab, dann werden i.d.R. die Nozizeptoren auch weniger. Manchmal aber nicht. Manchmal bleibt die hohe Anzahl an Nozizeptoren bestehen. Das verstärkt die Empfindlichkeit auf Schmerz.

Nach einer Verletzung macht dieses Vorgehen einen Sinn, denn es schützt den Körper vor noch mehr Verletzung. Bleibt die hohe Zahl an Nozizeptoren aber bestehen, dann wird aus einer akuten Entzündung eine chronische.

Eine ganz neue Studie aus dem Jahre 2021 zeigt außerdem, dass bei einer Entzündung auch unsere Durchblutung und unser Lymphfluss verändert. Dadurch dass die Lymphe dann nicht mehr richtig abfließen kann, sammelt sie sich zusammen mit Entzündungsstoffen in unseren Zellzwischenräumen. So werden die Nozizeptoren ständig auf Alarmbereitschaft gehalten und ein Teufelskreis beginnt.

Zusätzlich wird dadurch eine erhöhte Spannung im Muskel erzeugt und es entsteht Fibronektin, einer Art »Klebstoff«, der dann wiederum die Gleitfähigkeit der faszialen Schickten beeinflusst.

Der Schlüssel ist hier: sich sanft und fließend zu bewegen. Das unterstützt den Lymphfluss und fördert die Gleitfähigkeit der Gewebeschichten zueinander.

Warum Faszien verkleben

Ob Ihre Faszien in einem guten Zustand sind, merken Sie an der Art und Weise, wie Sie sich im Alltag bewegen. Zugleich bestimmen Ihre Faszien Ihr Wohlbefinden und Ihre körperliche Fitness. Sind Ihre Bewegungen leichtfüßig, locker, federnd, elastisch und geschmeidig, können Sie davon ausgehen, dass auch Ihre Faszien gesund und elastisch, belastbar und stark sind. Dann funktioniert der Austausch der wässrigen Substanz gut. Abtransport der Schlacken und Zufuhr der Nährstoffe sind balanciert. Fühlt sich der Körper steif und spröde an, fallen Bewegungen schwer und sind entsprechend schwerfällig, ist das kein gutes Zeichen. Durch Traumata (z.B. nach einem Unfall oder einer Operation, bei emotionalem Stress), Immobilisation (z.B. infolge eines Gipsverbands oder bei Bettlägerigkeit), Bewegungsmangel oder Überbelastung (z.B. durch Sport) baut sich das elastische Gewebe im Körper um und beginnt zu verfilzen, miteinander zu verkleben, zu »verbacken«. In der Folge werden einige Stellen dicker, verfilzter und sind nicht mehr so elastisch. Zug wird nicht mehr gleichmäßig und harmonisch übertragen, sodass das umliegende Gewebe sich verzieht und spannt. Gleichzeitig wird das Gewebe dafür anfällig, zu reißen. Die Muskeln werden in ihrer Funktionsweise eingeschränkt und die verschiedenen Schichten können nicht mehr aneinander vorbeigleiten. Das kann sich anfühlen, als ob uns etwas an dieser Stelle festhält.

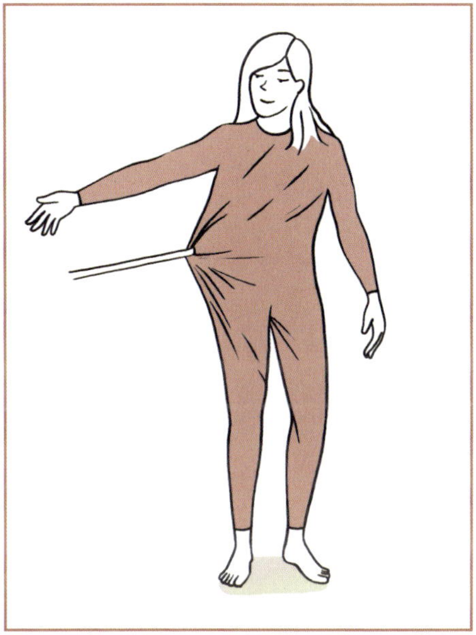

Lokale Verklebung – globale Veränderung im faszialen Spannungsnetzwerk

Insgesamt erhöht sich durch das Verkleben der Faszien der Grundtonus im Körper massiv – wir werden ungelenkig, starr und unbeweglich. An den

Frozen Shoulder

Die Schultersteife oder Frozen Shoulder ist ein sich langsam über Jahre entwickelndes Krankheitsbild infolge entzündlicher oder arthrotischer Veränderungen des Schultergelenks, das mit einer schmerzbedingten Bewegungseinschränkung der Schulter einhergeht, bei welcher das Gewebe verklebt, austrocknet und schrumpft. Die Frozen Shoulder kann nach einem Sturz oder nach Überbelastung auftreten, z.B. im Yoga bei falsch ausgeführten Stützhaltungen bzw. Abläufen wie beim Übergang von *caturaṇga* (Brett) in *ūrdhva mukha śvanāsana* (heraufschauender Hund). Bei Menschen mit Stoffwechsel- und Hormonstörungen (Diabetes mellitus, Schilddrüsenunterfunktion, Fettstoffwechselstörung u. Ä.) tritt sie öfter auf, manchmal auch beidseitig. Die Schmerzen entstehen vor allem bei Innen- und Außenrotation des Armes bzw. beim Abspreizen und Anheben. Nachts ist an Schlaf meist nicht zu denken, weil jede Art von Berührung höllisch wehtut. Die Krankheit verläuft in mehreren Phasen und es kann bis zu vier Jahre dauern, bis die Schmerzen zurückgehen und die Beweglichkeit wieder zunimmt. Folgende Übungen kann ich Ihnen empfehlen: tägliche Mobilisationen des ganzen Gelenkes ohne Kraft und Druck bis an die Schmerzgrenze sowie wenige (bis maximal drei) ganz, ganz langsame, schmelzende Rollbewegungen mit den MyoFascial-Tools über das Gewebe, damit Kollagen abgebaut wird. Schwierig ist es, die richtige Dosierung zu finden. Achten Sie darauf, dass Sie das Gewebe nicht zu sehr reizen, weil ansonsten die Entzündung wieder einsetzt.

betreffenden Stellen ist der Lymphfluss beeinträchtigt, die Stoffwechselabbauprodukte können nicht mehr optimal abtransportiert werden und rufen mitunter Entzündungen hervor. Der Bewegungsspielraum der Muskulatur und auch der Gelenke lässt mehr und mehr nach und Schmerzen entstehen. Auch Nerven, die durch diesen Bereich des Gewebes führen, können gequetscht werden, was gleichfalls zu Schmerzen führen kann. Besonders fatal: Diese Schmerzen lassen sich nicht auf einem Röntgenbild darstellen.

Damit die Faszien gesund sind und es auch bleiben, brauchen sie ein gewisses Maß an physiologischer Zugbelastung. Die so entstandenen, mikroskopisch kleinen Nanorupturen (von griechisch nános: Zwerg und lateinisch rumpere: zerreißen) regen die Zellen an, sich neu zu bilden und auszurichten. Bekommen sie diesen Impuls nicht, verkümmern sie. Wir verfügen über einen automatischen Reparaturmechanismus, der in Ruhephasen (z.B. *savāsana*) oder in der Nacht mittels freier Bindegewebszellen (Fibroblasten) den Heilungsprozess bzw. Umbau des Gewebes in Gang setzt.

Die Fibroblasten sind hochaktive Zellen, die wie kleine Fabriken ständig Bindegewebszellen auf- und abbauen. Damit entscheiden sie über die Gewebespannung – von flüssig bis fest, von geschmeidig bis steif. Finden sie irgendwo Störungen vor, beginnen sie Kollagen zu produzieren, vergleichbar mit einer Spinne, die ihr Netz repariert und nachspannt. Durch diese Prozesse verschließen sich auch offene Wunden. Ist der Heilungsprozess abgeschlossen, stellen die Fibroblasten die Produktion von Kollagen ein. Wenn allerdings eine Entzündung oder chronische Überforderung den Heilungsprozess stört, geht die Kollagenproduktion unermüdlich weiter. Diese krankhafte Vermehrung von Kollagenfasern heißt Fibrose. Die Faszien verfilzen und werden steif, woraus eine ungünstige Gewebespannung entsteht – der Anfang vieler Leiden und Schmerzsyndrome. Doch auch bei Bewegungsarmut oder wenn ein Körperteil länger eingegipst war, beginnt das Bindegewebe sogenannte crosslinks zu bilden.

Crosslinks sind ungeordnete Querverbindungen in der Faszienstruktur, welche zu Verlust der Elastizität führen, das Gleiten erschweren und Verklebungen begünstigen. Man unterscheidet zwischen physiologischen und unphysiologischen crosslinks. Physiologische crosslinks sind durchaus gewollte Verdichtungen, wie wir sie z.B. an der Hand finden – ohne diese könnten wir nichts greifen. Unphysiologische crosslinks sind dann die Querverbindungen, die den natürlichen Bewegungsradius einschränken oder sogar Schmerzen verursachen (wie z.B. bei einer Frozen Shoulder).

Kleiner Exkurs – Volksleiden Nummer eins: Rückenschmerzen

Die Erkenntnisse der neueren Faszienforschung haben einen weitreichenden Einfluss auf die Sicht des Menschen – sowohl in der Medizin als auch in der Bewegungslehre und Anatomie. Auch für Beschwerden, bei denen die gängigen Methoden bisher kläglich versagt haben, ergeben sich durch die neue Sicht andere Behandlungsoptionen.

Die neuen Untersuchungen werfen auch viele alte Konzepte, betreffend die Funktionsweise des menschlichen Körpers, über den Haufen und bringen Bewegung in verschiedene Bereiche: Trotz der vielen Forschungsreihen in den letzten Jahren lassen sich nur 15–20% (!) der Wirbelsäulenbeschwerden mit dem heutigen Wissensstand erklären und exakt diagnostizieren. Rückenschmerzen sind möglicherweise nicht ausschließlich auf Wirbelkörper- oder Bandscheibenschäden zurückzuführen, wie es das alte, schulmedizinische Modell erklärt. Eine andere, neue Erklärung wäre, dass die Faszien am Schmerzgeschehen beteiligt sind. Zudem spielen ganz viele psycho-mentale und emotionale Faktoren mit, die für die physischen Beschwerden (mit-)verantwortlich sind.

Die neue Sicht auf Schmerzen am Bewegungsapparat, wie ich sie im Folgenden gleich darstellen werde, wird zurzeit weltweit diskutiert und lässt Expertinnen vermuten, dass der Heilungsprozess im Bindegewebe beginnt, wenn man gezielt auf dieses einwirkt.

(Siehe auch S. 61-62 „Faszien, Stress und Schmerz")

Die Faszienforschung hat gezeigt, dass die Faszien mit einer Vielzahl von Schmerzsensoren ausgestattet sind, die eine sehr geringe Reizschwelle haben und die sogenannte kontraktile Zellen besitzen, das heißt Zellen, die sich bei Stress jeglicher Art zusammenziehen. Wenn z.B. die große Rückenfaszie Verfilzungen, Verhärtungen und Verklebungen aufweist, können aufgrund mangelnder Kraft und Elastizität minimale Risse im Bindegewebe entstehen und dadurch Entzündungsstoffe freigesetzt werden. Die irritierten Faszien senden dann ungünstige Signale zu den

Muskeln. Die Folge davon könnte sein, dass die Muskeln verkrampfen und nicht mehr optimal arbeiten. All das sind mögliche Gründe für chronische Rückenschmerzen.

Menschen, die unter Rückenschmerzen leiden, haben zudem eine viel schlechtere Wahrnehmung in diesem Bereich. Es scheint so, als ob sich Propriozeption und Schmerz verhalten wie Öl und Wasser – das eine verdrängt das andere. Das bedeutet aber auch umgekehrt, dass Menschen ihrem Schmerz durch eine gezielte Schulung ihres motorischen Feingefühls und der Erfahrung von körperlicher Sinnlichkeit begegnen können, um so aus dem Teufelskreis auszubrechen.

Praxis-Tipp: Gerade da eröffnet sich im Yoga eine wunderbare Möglichkeit, wenn dem achtsamen, wertfreien Betrachten genügend Raum gegeben wird. Dieses genaue Hinspüren zu dem, was ist – egal, ob angenehm oder unangenehm –, ist besonders heilsam, wie die Faszienforschung bestätigt. Es geht also in den Übungen nicht darum, sich den Schmerz »schönzureden«, sich an einen anderen Ort zu denken oder den Fokus auf etwas anderes zu legen, sondern darum, genau dort hinzugehen, wo etwas blockiert ist. Ganz in den Schmerz einzutauchen und diesem Gefühl etwas mehr Raum zu geben. Das ist zugegebenermaßen ziemlich schwierig. Doch alles, was uns nicht gefällt, was wir nicht mögen oder was uns Schmerz bereitet, macht uns auch eng.

Eine tantrische Praxis ist es, diesen »unangenehmen« Gefühlen mit Offenheit zu begegnen und sie einzuladen, sich auszudehnen. Was dann geschehen kann, ist, dass sie sich im weiten Raum auflösen. »Wenn irgendein körperliches Organ verletzt oder in seinen Funktionen behindert wird, dann tritt man in die zeitlose Leere ein und ebendort offenbart sich das wahre Selbst.« (*Vijñāna Bhairava Tantra*, Vers 89, *dhāraṇā* 65, Übersetzung Bettina Bäumer, 2008)

Faszien haben die Fähigkeit, sich unabhängig von den Muskeln zusammenzuziehen. Das geht zwar nicht in Millisekunden, doch in Minuten und Stunden. Stress beispielsweise lässt die Spannung in den Faszien enorm steigen. Aber auch wenn wir unglücklich, unzufrieden oder ängstlich sind, nimmt die Spannung in den Faszien zu. Auch hier haben wir im Yoga die besten Voraussetzungen, um auf vielfältige Weise Stress zu reduzieren und Entspannung zu fördern.

Glauben wir nun der neusten Forschung, so liegt die Ursache für Rückenbeschwerden nicht mehr ausschließlich an den Wirbelknochen, Bandscheiben, Muskeln oder inneren Organen, sondern im verhärteten muskulären Bindegewebe. Zudem führt eine mangelnde Verschiebbarkeit des Gewebes zu einer stärkeren Bildung von crosslinks – das Gleiten der verschiedenen Schichten gegeneinander ist nicht mehr gewährleistet, Kraft kann nicht optimal weitergeleitet werden, der Stoffwechsel und die Nährstoffzufuhr sind beeinträchtigt, was zu einem Gefühl von Steifigkeit und sogar zu Schmerzen führen kann. Neuere Studien haben gezeigt, dass die Abnützung der Bandscheibe ein natürlicher Alterungsprozess ist, wie z.B. auch das Ergrauen der Haare, und nicht zwingend Beschwerden verursachen muss. Verschiedene Forschungsergebnisse belegen, dass Menschen mit einem sichtbaren Bandscheibenschaden komplett schmerzfrei sein können, während andererseits auch gut trainierte Menschen mit starken Rückenmuskeln nicht vor Rückenschmerzen gefeit sind.

Praxis-Tipp: Das eröffnet uns Yogalehrer/innen ganz neue Möglichkeiten in Bezug auf Argumentationsweise und Unterrichtsplanung. Jeder kennt das wenn der Rücken schmerzt, wird er fest und wir schonen ihn bzw. machen alles nur noch mit geradem Rücken. Einige traditionelle Rückenschulkonzepte haben stark auf die Stabilisierung des Rückens über die Muskulatur gesetzt und dabei vergessen, auch genügend zu mobilisieren und in Positionen zu gehen, die den Rücken runden, und auf diese Weise die Faszien sinnvoll zu trainieren und sie elastisch zu halten. Findet man sich dann im Alltag in einer Situation wieder, in der man etwas mit gebeugtem Rücken hochheben muss (z.B. das Kind aus dem Laufgitter, eine Kiste Wasser aus dem Kofferraum des Autos, einen zu Boden gefallenen Stift), sind die Faszien dafür nicht trainiert und reißen ein. Sowohl das dauerhafte Bücken mit geradem Rücken (mit muskulärer Aktivität) als auch das dauerhafte Bücken mit gerundetem Rücken (sich von der Faszie halten lassen) ist ungünstig. Übungen, die die Verklebungen in der Rückenfaszie lösen, den Zellstoffwechsel anregen und das Gewebe besser versorgen, sollten an erster Stelle stehen. So kann neues Kollagen gebildet werden und das Fasernetz kann sich neu ausrichten. Dazu würde dann auch gehören, wieder mehr mit den Bewegungsmöglichkeiten des Rückens zu experimentieren, ihn variantenreich zu trainieren, statt alles nur mit geradem Rücken zu machen. Hier gilt also – wie so oft – die Zauberformel: weg von dogmatischen Regeln hin zu variantenreichen Bewegungen, zu mehr Bewegungsspielraum und damit zu mehr Freiheit in Körper und Geist!

Was man im Alltag und im Alter für die Faszien tun kann

Achte auf deine Gedanken,
denn sie werden Worte.
Achte auf deine Worte,
denn sie werden Handlungen.
Achte auf deine Handlungen,
denn sie werden Gewohnheiten.
Achte auf deine Gewohnheiten,
denn sie werden dein Charakter.
Achte auf deinen Charakter,
denn er wird dein Schicksal.

Aus unbekannter Quelle

Faszien ermöglichen Bewegung und leben gleichzeitig von der Bewegung. Je elastischer und geschmeidiger das muskuläre Bindegewebe ist, desto besser steht es um unsere Körperwahrnehmung und Koordination. Durch die bessere Koordination und Eigenwahrnehmung reduziert sich auch das Risiko, über eine längere Zeit in einer ungünstigen Körperhaltung zu »verharren«, die den Körper schädigen könnte. Die ideale Vorstellung ist dabei, dass gesunde Faszien weich, feucht, flexibel sind und es den verschiedenen Gewebeschichten ermöglichen, ohne Widerstand gegeneinander zu gleiten. Die Tatsache ist jedoch häufig anders. Im Alltag bewegen sich viele von uns Menschen einseitig oder zu wenig. Wenn gewisse Körperstellen dann auch noch, durch eine Verletzung oder Schmerzen, ruhiggestellt werden, wird das Gleitverhalten der verschiedenen Strukturen gegeneinander beeinträchtigt. Unser Körper ist intelligent und die Faszien sehr flexibel und anpassungsfähig. Und wenn wir gewisse Stellen nicht mehr bewegen, dann signalisiert das dem Körper, dass dort mehr Festigkeit und Stabilität gewünscht werden. Das Gewebe wird umgebaut und es bilden sich crosslinks. Querverbindungen zwischen den einzelnen Schichten lassen das Gewebe unbeweglicher werden, es verdichtet sich und verfilzt. Fibronektin, ein Zucker-Eiweiß-Molekül, welches in der Extrazellulärmatrix in flüssiger Form vorhanden ist und u.a. für die Wundheilung verantwortlich ist, verändert sich bei einem erhöhten Muskeltonus und wirkt dann wie ein Klebstoff, der die Kollagen- und Elastinfasern miteinander verklebt bzw. an die Zellwand heftet.

In der Manualtherapie spielen die Faszien, dieses weißliche, netzartige Gewebe, das bei der Entstehung eines neuen Lebens in der Gebärmutter von der ersten Zellteilung an alles miteinander in Beziehung bringt, befeuchtet, nährt und für den Zusammenhalt aller Gewebe sorgt, seit vielen Jahrzehnten eine große Rolle. Im Ayurveda gehört das Bindegewebe zu den kapha-Strukturen, die dem Körper seine individuelle Form geben und für Stabilität und Widerstandskraft sorgen. In jungen Jahren ist das Fasziengewebe elastisch, weich, feucht und flexibel. Es enthält viel Flüssigkeit und bei Babys z.B. kaum Faseranteile. Bei jungen Menschen weisen die Muskelfaszien eine gleichmäßige Scherengitterform auf, wobei die einzelnen kollagenen Fasern in Wellenlinien verlaufen. Bei mangelnder abwechslungsreicher körperlicher Bewegung sowie als physiologischer Alterungsprozess und insbesondere nach den Wechseljahren kann das Fasziengewebe austrocknen, verkleben und starr werden. Einfach ausgedrückt hat das Gewebe bei älteren Menschen die Tendenz, weniger Flüssigkeit zu enthalten, die kollagenen Fasern neigen zu einer chaotischen Anordnung und das Gewebe erneuert sich nicht mehr so schnell. Ohne entsprechendes Training verlieren die Faszien ihre wellenförmige Struktur und bilden unregelmäßige Verklebungen. Besonders spürbar ist dies in der sogenannten Morgensteifigkeit, die sich in unterschiedlicher Ausprägung und individuell verschieden ab dem 30. Lebensjahr bemerkbar macht – eingerostete Gelenke, Schmerzen im unteren Rücken bzw. Rückenbeschwerden allgemein, die verfliegen, nachdem man sich geräkelt und gestreckt sowie etwas bewegt hat. Aber auch bei Be-

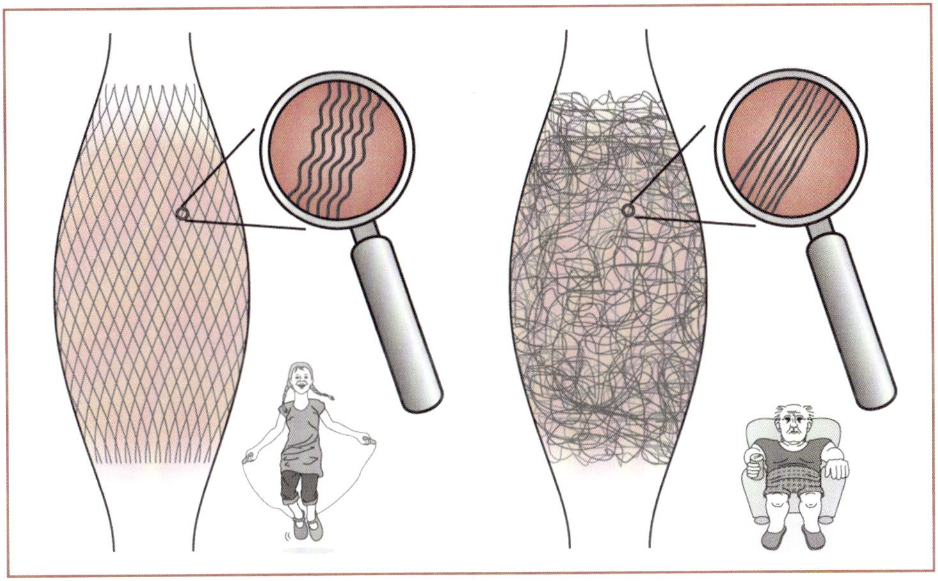

Elastische und verklebte Faszien im Vergleich

wegungsarmut verfilzt das Gewebe mehr und mehr. Es ist dann nicht mehr elastisch und entsprechend anfällig für Verletzungen.

Bei allgemeinen Verspannungen und auch den verschiedensten Schmerzen in den Regionen des Rückens, Nackens und des Kopfes sowie Problemen an Schultern (z.B. Frozen Shoulder), Ellbogen und Füßen (z.B. Fersensporn) erkennen Mediziner/innen immer mehr, dass der Zustand des Bindegewebes eine wesentliche Rolle spielt und sogar die Ursache für die Beschwerden sein könnte. Wenn der in einer starren Faszienhülle eingesperrte Muskel seinen Bewegungsspielraum verliert, fällt es älteren Menschen immer schwerer, sich zu bewegen. Stellen Sie sich vor, Sie üben Yoga in einer engen Jeans. Die Jeans verhindert, dass Sie den gesamten Bewegungsumfang Ihrer Gelenke und Muskeln ausnutzen können, und behindert eine geschmeidige, großzügige Bewegung – selbst wenn die Muskeln bzw. die Gelenke die Beweglichkeit hätten, kämen Sie nicht in die entsprechenden Positionen. Etwas Ähnliches geschieht im Körper, wenn die bindegewebige Hülle um die Muskeln verklebt und verhärtet ist. Geht dieser Prozess weiter und verhärtet sich das Fasziensystem immer mehr, geraten schließlich die Innenräume des Körpers im wahrsten Sinne des Wortes in Bedrängnis. Das kann dazu führen, dass die Faszien, die die Organe umhüllen, diese, statt sie zu schützen, unter einen größeren Druck bringen. Dies schwächt die gesamte Organtätigkeit und die Lebenskraft. Das Zusammenziehen der Bindegewebshüllen können wir im Alter überall im Körper feststellen, u.a. auch im Bereich des Kopfes. Der Abstand zwischen Gehirn und Schädelknochen wird größer. Aus diesem Grund kann ein Sturz auf den Kopf bei älteren Menschen fatale Folgen haben und zum sogenannten »Schädel-Hirn-Trauma« führen.

Doch jetzt die gute Nachricht! Faszien passen sich in ihrer Struktur und Qualität den täglichen Druck- und Zugbelastungen an. Sogar Gewebe, welches längere Zeit immobil war, weil z.B. das Bein eingegipst war, kann sich bei günstigen Anreizen regenerieren. Gerade im Hinblick darauf, dass sich im Alter unser Körper weniger schnell regeneriert und wir buchstäblich »austrocknen«, hilft ein regelmäßiges Training der Faszien, eine gewisse Spannkraft und Elastizität im Gewebe zu erhalten. Dabei braucht es allerdings zwei Aspekte: Regelmäßigkeit und Geduld. Zudem müssen die Übungsauswahl sowie die Intensität der Impulse wohldosiert sein. Muskeln z.B. reagieren viel schneller mit Anpassungserscheinungen auf eine entsprechende Belastung. Beim Bindegewebe hingegen dauert es etwas länger. Bekommen die Faszien allerdings die richtigen Impulse, können sie sich erneuern, sich neu vernetzen und ordnen.

Dass es gut ist, statt des Aufzugs mal die Treppe zu nehmen, wissen wir alle. Wenn wir es das nächste Mal tun, können wir die Treppe betont lautlos hinaufhüpfen oder es den Ninja-Kriegern nachmachen und behände lautlos hinaufflitzen. Seilspringen mit lautlosen Hüpfern wäre eine andere Möglichkeit oder das nächste Mal ein spontanes Räkeln genüsslich zu verlängern und daraus eine kleine Übung zu machen.

Tipps für ein gesundes Fasziensystem

- Bewegung – vielseitig, abwechslungsreich, wohldosiert und individuell angepasst

- Regeneration – je nach Intensität eine Pause von bis zu 72 Stunden für die jeweilige Region
- Ernährung – anti-entzündlich, basisch, individuell (siehe S. 77)
- Detox – regelmäßig entgiften, entsäuern und entlasten

Genetische Prädisposition: Wikinger oder Schlangenmensch?

Sicher ist Ihnen bereits aufgefallen, dass wir im Yoga-Unterricht Menschen antreffen, die ohne viel Aufwand sehr beweglich und biegsam sind, wohingegen andere auch nach längerem regelmäßigem Üben nicht beweglicher werden. Die moderne Faszienforschung sagt, dass es an der unterschiedlichen Ausprägung des Körperbaus und des Bindegewebes liegt.

Bei dieser genetischen Veranlagung geht es darum, dass es zwei Extremtypen gibt, die an entsprechende kulturelle und klimatische Umgebungen angepasst sind. Robert Schleip beschreibt den eher deutsch-teutonischen Mann, der in den kühleren Klimazonen unterwegs war, als den stabilen, robusten und eher unbeweglichen »Wikinger-Typen«. Und die mehr an den Dschungel und die tropischeren Gebiete angepassten Typen als »Schlangenmenschen« oder »indische Tempeltänzerinnen«.

Der Wikinger-Typ ist von robuster Statur, hat ein festes Bindegewebe, ist stark und muskulös und darauf ausgelegt, schwere Lasten zu tragen. Mit grazilen Bewegungen und Dehnungen tut er sich schwer. Kräftemäßig kann ihn nichts aus der Ruhe bringen, doch er hat die Tendenz, im Alter immer steifer zu werden. Unter den Wikinger-Typen finden sich mehrheitlich Männer. Der »Schlangenmensch« oder die »Tempeltänzerin« sind von Natur aus tendenziell überbeweglich und haben ein lockeres, weiches Bindegewebe. Leichtfüßig schlängeln sie sich durch das Le-

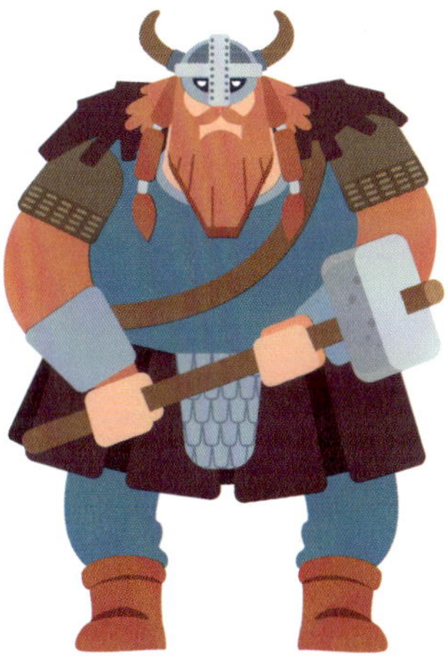

Faszien, Hormone und Schmerzen

Viele neue Studien widmen sich der Auswirkung der verschiedenen Geschlechtshormone auf die Faszien. Mittlerweile ist mehrfach nachgewiesen worden, dass Frauen stärker unter myofaszialen Schmerzen leiden als Männer. Muskelfaszien können dank ihrer Rezeptoren für Geschlechtshormone auf hormonelle Reize reagieren. Noch nicht abschließend geklärt ist dabei, wie die Faszien ihre Struktur unter einer hormonellen Stimulation verändern können. Es gibt allerdings erste Hypothesen: Eine Studie zeigt zum ersten Mal, dass postmenopausale Frauen weniger Relaxin- und Östrogenrezeptoren auf den faszialen Fibroblasten haben als vor der Menopause, was impliziert, dass postmenopausale Frauen Faszien haben, die auch weniger auf hormonelle Signale reagieren können. Doch es sind genau diese hormonellen Reize, die die Elastinsynthese anregen. Fehlen die entsprechenden Rezeptoren, erleben diese Frauen Körpersteifigkeit und Schmerzen (s. Buchklappen).

ben. Allerdings ist ihr Gewebe auch nicht sehr kräftig oder widerstandsfähig, sodass Gelenke und Wirbel nicht elastisch abgefedert werden. Frauen finden sich eher unter den Schlangenmenschen.

Die Genetik bestimmt, gerade im professionellen bzw. Leistungsbereich, die bevorzugte »Sportart«. Bei professionellen Tänzerinnen und Tänzern überwiegen bei beiden Geschlechtern natürlich die Schlangenmenschen. Wohingegen beim Zehnkampf, Gewichtheben oder Ringen vornehmlich männliche und weibliche Wikinger-Typen zu finden sind. Ein Schlangenmensch hätte da einfach nicht die günstigen Voraussetzungen, um sich in den vorderen Rängen zu platzieren.

Menschen mit einem lockereren Bindegewebe sind aufgrund der Beschaffenheit dieses Gewebes auch anfälliger für Cellulite, Schwangerschaftsstreifen oder Bandscheibenvorfälle. Bei Wikinger-Typen überwiegen dafür Schulterprobleme (wie die Frozen Shoulder), Achillessehnenrisse, Verhärtungen im Bindegewebe und eine stärkere Narbenbildung.

Frauen haben von Natur aus eine eher

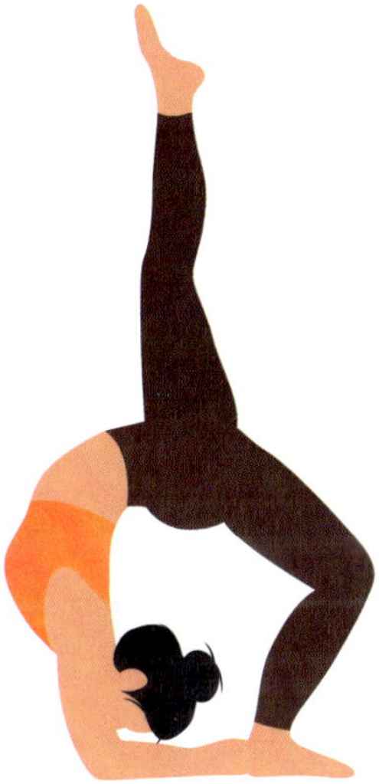

lockerere Bindegewebsstruktur, damit sich in der Schwangerschaft und bei der Geburt Gewebe und Becken weiten können. Zudem speichern Frauen in der Unterhaut mehr und anderes Fett an als Männer – auch ein natürlicher Mechanismus, insbesondere für Schwangerschaft, Stillzeit und Wechseljahre. Bei Männern ist das Fettgewebe unter der Haut straffer angeordnet. Zudem haben sie generell eher stärkere Muskeln und demnach auch stärkere Faszien.

Praxis-Tipp: Um Ausgleich herzustellen, werden die beiden Typen, von denen es in der Realität übrigens viele Nuancen gibt, ganz unterschiedliche Impulse brauchen. Im Wesentlichen geht es dabei immer um einen Spannungsausgleich. Für den Wikinger-Typen sind Übungen mit großer Bewegungsamplitude, die für mehr Flexibilität sorgen, essenziell. Leichtigkeit, Raum und Weite in den āsana zu suchen, ist dabei besonders wichtig. Alles, was den Tonus senkt und reguliert, ist in der Regel günstig.Schlangenmenschen hingegen sollten Übungen wählen, die ihre Kraft aufbauen. Raum und Weite können im Geist und Herzen erfahren werden, während im Körper bei den āsana die Stabilität gesucht werden sollte. Geeignet sind kräftigende, federnde Übungen, die die kollagenen Fasern dazu anregen, sich aufzubauen. Für beide Typen ist es wichtig, das Körpergefühl und die Eigenwahrnehmung zu verfeinern, um in der Yoga-Praxis noch achtsamer und vor allem individueller zu üben. Das Faszientraining bietet da eine wunderbare Plattform, individuell zu fördern und zu fordern, anstatt irgendwelchen Idealen nachzueifern, die an der Realität vorbeigehen und damit völlig utopisch sind. Zugegeben, die hier vorgestellte Yoga-Praxis widerspricht vielen klassischen Yoga-Stilen, die in ihrer Ausrichtung und in ihren Anleitungen allerdings teilweise recht eng sind und wenig Freiraum und Individualität in der Ausrichtung zulassen. Zu vorherrschend ist eine klare Meinung darüber, wie Yoga »richtig« geübt wird und was »richtiger« Yoga ist und was nicht.

Kleiner Exkurs – Cellulite

Ich werde häufig von Frauen gefragt, ob FaszienYoga bei Cellulite und schwachem Bindegewebe hilft. Nun, die Forschung sagt, dass gezieltes Faszientraining hilft, das Gewebe zu straffen – es muss allerdings regelmäßig (täglich bzw. jeden zweiten Tag) und über einen langen Zeitraum (mehrere Monate und Jahre) durchgeführt werden.

Und so wird in den Fitness-Studios inflationär »gerollt« (so nennt sich in »Faszien-Kreisen« die Bindegewebsmassage, bei welcher die Faszienrolle eingesetzt wird).

Meiner Erfahrung nach kann die Bindegewebsmassage mit der Faszienrolle eine Ergänzung sein, doch was wirklich hilft, ist ein Kräftigungsprogramm für die betroffenen Stellen in einer hohen Intensität.

Cellulite entsteht, wenn in der oberflächlichen Faszie die elastische Spannkraft des Gewebes nachgibt und die Fett- und Wassereinlagerungen dellenförmig sichtbar werden. Meist betrifft dies Stellen wie die Oberschenkel, das Gesäß, den Bauch und die Oberarme. Cellulite ist zum größten Teil erblich bedingt und liegt demnach in den Genen. Bereits junge und auch recht schlanke Frauen können davon betroffen sein. Verändert sich dann in den Wechseljahren der Hormonspiegel, hat das eine deutlich sichtbare Konsequenz für das Bindegewebe. In den Fettzellen der Fascia superficialis wird mehr Fett eingelagert, um den Hormonspiegel etwas auszubalancieren. Das ist mitunter einer von mehreren Gründen für die oft beobachtete Zunahme des Körperumfangs bei Frauen in den Wechseljahren an Brust, Bauch oder Hüften – und der Schwierigkeit, wieder abzunehmen! Der Körper gleicht die verlangsamte Östrogenproduktion durch die Einlagerung von Fett aus und hilft damit, das System in dieser Wandlungszeit besser zu stabilisieren. Mit zunehmendem Alter verlaufen Stoffwechsel und Gewebeumbau langsamer und auch Elastizität und Spannkraft der Haut lassen nach, sodass Unebenmäßigkeiten deutlicher sichtbar werden.

Neben dem genetischen Faktor und dem Alter sind Ernährung und Körpergewicht (bzw. Fettanteil) weitere wichtige Faktoren (Mehr zum Thema Ernährung im nächsten Abschnitt). Hilfreich ist es, gerade bei Übergewicht, nicht nur Gewicht abzunehmen, sondern die Gewichtsreduktion mit einem Muskel- und Faszientraining zu begleiten. So wird eher der Fettanteil des Körpers reduziert, während sich die Muskulatur ausbildet und die Haut straffer werden kann. Für das Gewebe der Beine habe ich besonders mit Sprüngen (sogenannten Plyometrics) gute Erfahrungen gemacht (besser als mit der Rolle!): aus einer tiefen Kniebeuge hochspringen und sanft abfedernd landen (eventuell sogar auf eine etwas höhere Plattform springen und wieder runtersteigen). Dabei ist es wichtig, in eine hohe Intensität zu kommen (ggf. Gewichte verwenden) und die Kraft explosiv zu entfalten. Dies baut Kollagen auf und bringt eine bessere Spannung ins Gewebe. Dies ist zwar keine Yoga-Übung, aber es kann helfen! Und so ganz unter uns: Cellulite ist in der Yoga-Philosophie nicht wirklich ein Thema. Wenn dann schon eher von einer anderen Warte aus: eine regelmäßige Yoga-Praxis kann uns gelassener und wohlwollender werden lassen. Sie kann helfen, den Blick für das wirklich Wesentliche zu schärfen – und dann machen uns die Dellen vielleicht auch nicht mehr so viel aus ...

Ernährung

Neben all den bereits erwähnten Faktoren spielt auch die Ernährung eine wichtige Rolle für die Gesundheit und für die Qualität der Faszien. Ich merke es immer, wenn ich mal zwei, drei Monate lang in Asien bin und mich mehrheitlich von Gemüse ernähre: meine Haut fühlt sich straffer und elastischer an. Die Ernährung, die sich – meiner Erfahrung nach – direkt auf die Qualität des Gewebes auswirkt und recht schnell spür- und sichtbar wird, ist eine basische Ernährung, die mehrheitlich aus Gemüse, sehr wenig Früchten und viel stillem, zimmerwarmem Wasser besteht. Auf Kohlenhydrate, Zucker, Alkohol, Kaffee und schwarzen Tee sollte nach Möglichkeit verzichtet werden, da sie stark säurebildend wirken. Der pH-Wert, also das chemische Milieu in den Faszien, beeinflusst ihre Elastizität. Stress, chronische Entzündungsherde im Körper oder die Einnahme von Medikamenten machen den Körper sauer und können sich negativ auf die Qualität und Optik des Bindegewebes auswirken und es trocken und spröde machen. Um Entzündungen nicht noch durch die Ernährung »Zündstoff« zu liefern, sollten Sie möglichst auf Weizenprodukte verzichten, da der hohe Lektingehalt Entzündungen fördert. Eine bessere Wahl sind Dinkelprodukte. Auch Nahrungsmittel mit einem hohen Anteil an Arachidonsäure (vierfach ungesättigten Fettsäuren), wie z.B. Schweinefleisch, Wurstwaren oder Eier, fördern Entzündungen, wohingegen Gemüse frei davon ist.

Gemäß WHO liegt der empfohlene Bedarf an Zucker zwischen 50 bis 60 Gramm pro Tag. Heute liegen wir im Durchschnitt bei etwa der dreifachen Menge. Zu viel Zucker lässt das Bindegewebe steif werden. Bei der Verzuckerung (Glykation) wird Blutzucker an Kollagen gebunden, wodurch es seine Elastizität verliert. Es verklebt und ist nicht mehr in der Lage, Wasser zu binden. Der Körper ist zwar grundsätzlich in der Lage, die Verzuckerung rückgängig zu machen, doch nimmt diese Fähigkeit mit zunehmendem Alter rapide ab, sodass das Bindegewebe immer unelastischer wird und die Haut ihre Festigkeit und Elastizität verliert.

Eiweiß darf allerdings auch nicht fehlen, da es der Hauptbestandteil der Myofaszien ist. Dabei ist es wichtig, auf die Eiweißquelle zu achten, da zu viel tierisches Eiweiß zu einer Übersäuerung führen kann. Tierisches Eiweiß (Fleisch, Milch, Joghurt, Käse, Eier), wenn im Übermaß verzehrt, kann von den Organen nicht verstoffwechselt und ausgeschieden werden. Dann wird es im Bindegewebe eingelagert. Nimmt die Eiweißflut nicht ab, verklebt das Bindegewebe, sodass es die eigentliche Aufgabe (die Versorgung der Zellen mit Nährstoffen sowie den Abtransport der Stoffwechselendprodukte) nicht mehr wahrnehmen kann. Rheuma, Gicht, Arthrose, Diabetes Typ II, Bluthochdruck und Arteriosklerose können schmerzhafte Zeichen dafür sein. Der Freiburger Sportwissenschaftler, Sportosteopath und Sportphysiotherapeut Edo Hemar empfiehlt, während der Faszien-Therapie auf tierisches Eiweiß und Gluten zu verzichten, sich basisch zu ernähren sowie genügend Wasser zu trinken. Wie viel Wasser das sein soll, ist ganz individuell und situativ. Es hängt ab davon, wie alt und schwer jemand ist, welches Wetter (Sonne, Luftfeuchtigkeit etc.) herrscht, was für eine Aktivität (Büroarbeit, Sport etc.) man gerade ausführt und vieles andere mehr. Als Faustregel könnte man ca. 30 bis 40 Milliliter pro Kilogramm Körpergewicht empfehlen. Zudem können als Entzündungshemmer zusätzlich OPC (oligomere Proanthocyanidine), die Spurenelemente Zink und Selen sowie die Vitamine C und E die Therapie unterstützen. Wenn Sie das Gefühl haben, zu verschlackt und übersäuert zu sein, könnte eine Detox-Kur empfehlenswert sein, bevor Sie mit der Faszientherapie beginnen (siehe das Buch DetoxYoga der Autorin).

Das beste Training wird keinen Erfolg haben, wenn dem Körper die Nährstoffe fehlen oder er sie nicht verstoffwechseln kann. Deshalb bildet eine ausgewogene, basische Ernährung, die reich an Vitalstoffen ist, eine wichtige Basis. Im Ayurveda steht das Verdauungsfeuer agni deshalb auch im Zentrum der Aufmerksamkeit. Wenn der Stoffwechsel und die Verdauung nicht optimal funktionieren, nützen die beste Ernährung und das beste Training nichts. Für unsere Gesundheit ist nicht nur die Qualität der Lebensmittel maßgebend. Mindestens ebenso wichtig ist die Qualität unserer Verdauung. Verdauung ist ein Prozess, der die Nahrung in Bestandteile umwandelt, die der Körper verwerten kann. Die daraus entstehende Energie steht ihm dann zur Erhaltung aller lebenswichtigen Prozesse, zum Aufbau von Körpergewebe, zum Atmen, Bewegen, Denken und vielem mehr zur Verfügung.

Ayurveda lehrt uns, dass das gesündeste Essen nichts nützt, wenn der Körper nicht in der Lage ist, es zu verdauen und zu verstoffwechseln. Aus eigener Erfahrung weiß ich, dass auch vermeintlich gesunde Nahrungsmittel krank machen können. Nämlich dann, wenn der Darm ein als gesund gepriesenes Lebensmittel nicht verdauen kann. Das verursacht unter Umständen ernsthafte Probleme: Trotz einer »eigentlich« gesunden Ernährungsweise baut man gesundheitlich immer mehr ab und fühlt sich unwohl. Wenn die Verdauungsvorgänge und der Stoffwechsel nicht optimal ablaufen, wird die Nahrung nicht entsprechend aufgespaltet und verwertet.

Entzündungshemmer fördern Verklebung und chronischen Schmerz

In einer Studie mit einer halben Million Studienteilnehmenden mit chronischen Rückenschmerzen wurde festgestellt, dass klassische Entzündungshemmer zur Chronifizierung von Schmerzen im Wesentlichen beitragen. Entzündungshemmer nehmen den Schmerz, indem sie, wie der Name schon sagt, die Entzündung hemmen. Nun hat die 1. Entzündungswelle in den ersten paar Tagen aber durchaus einen Sinn und ist elementar bei der Wundheilung. Mit einer Tablette wird dieser Effekt unterdrückt und die Heilung gestoppt. Nimmt man nun über längere Zeit Entzündungshemmer ein, führt es zur Chronifizierung von Schmerzzuständen.

Ähnliches gilt wahrscheinlich auch für natürliche Entzündungshemmer: Auch hier macht es mehr Sinn, diese nicht in den ersten Tagen einer Entzündung einzunehmen, sondern erst später, wenn es um eine langfristige anti-entzündliche Ausrichtung geht.

Dann beginnen nicht verdaute Nahrungsbestandteile im Darm zu gären, was zur Bildung von Fuselalkoholen führt, die die Darmflora schädigen und die Leber belasten. Viel entscheidender als die ewigen Diskussionen um das Essen – ob vegan oder vegetarisch, ob Sojaprodukte oder nicht – ist die Frage, was der Körper wirklich verdauen kann. Denn Verdauung ist, das sagt Ayurveda, in höchstem Maße individuell und von vielen Faktoren abhängig. Dazu gehören u.a. die Verdauungskraft, der Zustand der Darmflora, die genetische Disposition, das Vorliegen von Nahrungsmittelunverträglichkeiten oder gar Allergien und der Stress, dem die bzw. der Einzelne ausgesetzt ist.

YOGA UND TANTRISCHE PHILOSOPHIE

*»In meinem Körper befinden sich
alle heiligen Orte der Welt –
und die tiefste Pilgerreise,
die ich jemals machen kann,
findet in meinem eigenen Körper statt.«*

Saraha, tantrischer Yogi aus dem 8. Jahrhundert

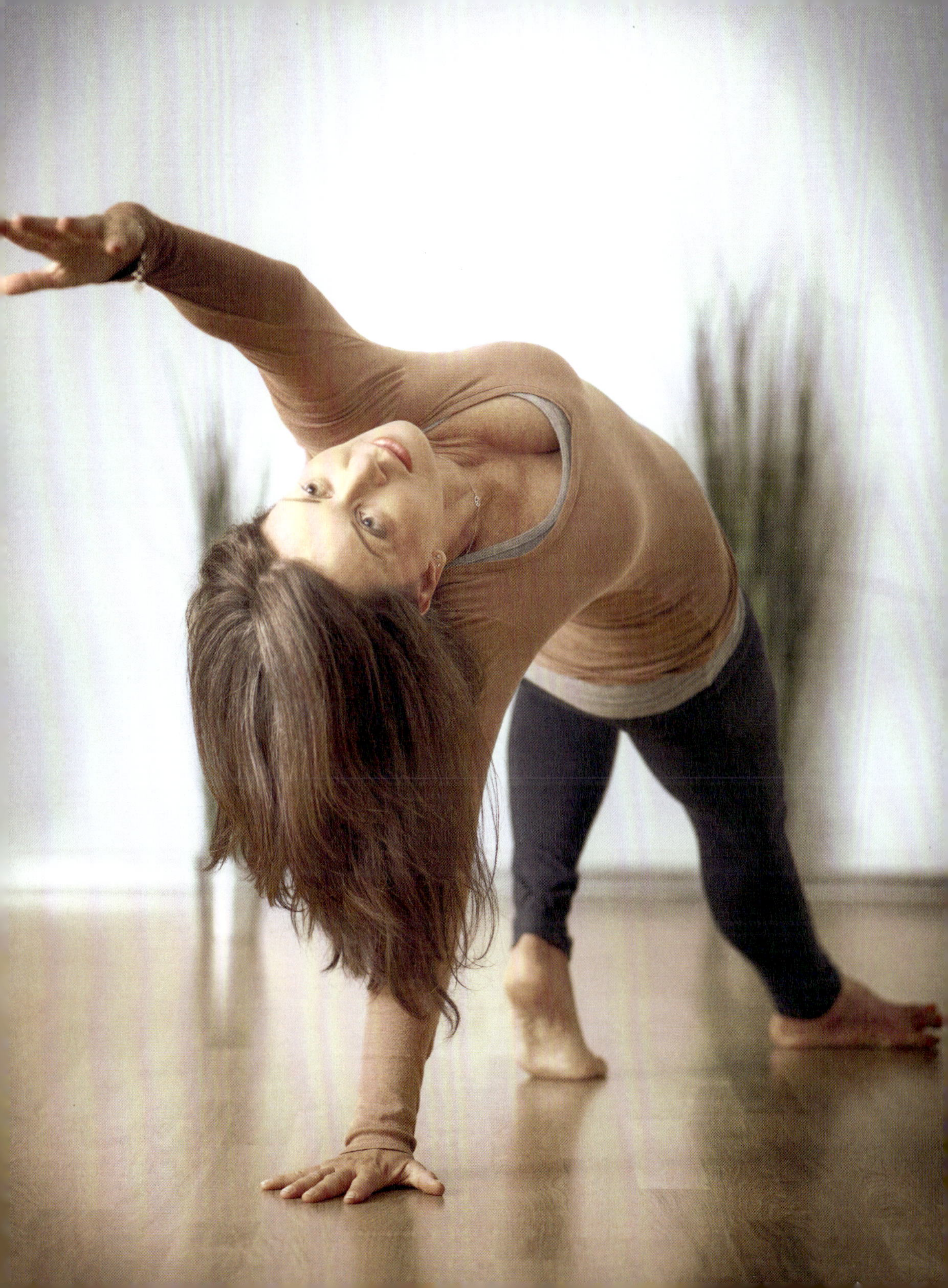

Yoga

Die Lehren des Yoga sind seit etwa 3500 Jahren überliefert. Es handelt sich um eine Übungsmethode, eine Philosophie, die sich über die Jahrhunderte immer wieder verändert und zu verschiedenen Traditionen entwickelt hat. Somit ist »Yoga« alles andere als ein klar definierter Begriff, unter dem alle das Gleiche verstehen. Es gibt innerhalb des Yoga viele verschiedene philosophische Strömungen, unterschiedliche religiöse Ausrichtungen und dementsprechend andere Praktiken.

In seinem Ursprung ist der Yoga ein Weg, der den großen Sinnfragen der Menschheit nachgeht. Darüber hinaus hat er praktische und systematische Methoden entwickelt, die dazu dienen, mental ruhiger und ausgeglichener, emotional stabiler und körperlich belastbarer zu werden. Dies führt zu einer größeren Klarheit, zu innerer Ruhe, Kraft und Gelassenheit, die mehr und mehr im Alltag Gestalt annehmen können. Wenn ich in diesem Buch von Yoga spreche, dann spreche ich von einer besonderen Ausrichtung innerhalb der großen Strömungen, und das ist die Tradition, in der ich stehe, dem tantrischen Shivaismus aus Kaschmir, und innerhalb dieser Strömung ist es die Pratyabhijñā- und Spanda-Schule.

Tantrische Philosophie

Tantra ist eine kreative, mystische Strömung, deren Anfänge auf das 4. bis 5. Jahrhundert nach unserer Zeitrechnung datiert sind und die in Indien als Gegenpol zu den vorherrschenden rigiden religiösen Systemen entstanden ist. Im 6. Jahrhundert hat sich der Tantrismus über ganz Indien ausgebreitet und erlebte im 8. bis 10. Jahrhundert seine Blütezeit. Revolutionär war an dieser neuen Strömung, dass sie auf dem Weg zur Erfahrung der höchsten Wahrheit nichts ausklammerte. Alle moralischen Verbote, Dogmen oder gesellschaftlichen Normen wurden abgelehnt. Stattdessen wurde das gesamte sinnliche, emotionale und intellektuelle Potenzial in die spirituelle Praxis eingeschlossen.

Die tantrische Strömung kann deshalb als religiöse Revolution beschrieben werden, weil sie eine Weltsicht kultiviert, die sich vom traditionell asketischen Weg der Yogis abwandte: Die Welt wird nicht als Ort des Leidens und der Schmerzen deklariert, von denen sich zu lösen und die zu überwinden es gilt, sondern als Ausdruck des dynamischen göttlichen Aspektes gesehen.

Tantra versteht sich als ein mystischer Weg, der in die Freiheit führt. Nun geht es in allen Yoga-Traditionen darum, Freiheit zu erfahren. Nur unterscheidet sich Tantra in fast allen Aussagen diametral von dem, was auf den anderen spirituellen Wegen erzählt wird. Innerhalb der Geschichte der Philosophie nimmt Tantra eine außergewöhnliche Stellung ein, weil es, wie erwähnt, keine Dogmen, keine herkömmliche Religiosität und keine moralischen Vorschriften gibt. Allem voran versteht sich die Pratyabhijñā- und Spanda-Tradition nicht als eine weitere Doktrin, an die es zu glauben gilt. Es geht auch nicht darum, etwas Neues zu lernen und ein altes Konzept durch ein neues zu ersetzen. Tantra geht davon aus, dass wir alles bereits wissen, dass alles bereits da ist. Dass wir perfekt und vollkommen sind, so, wie wir sind. Dass wir frei sind. Wir haben es nur vergessen. Dieses Wissen ist überlagert von verschiedenen Konzepten – solchen, die andere von uns haben; solchen, die wir von uns und der Welt haben; solchen, die uns in der Kultur, in der wir aufgewachsen sind, anerzogen wurden und die wir erlernt haben. Tantra ist eine Praxis, bei der es um die Erweiterung des Bewusstseins geht sowie darum, alle Vorstellungen und Konzepte loszulassen und den Dualismus zu überwinden. Erst wenn alle Vorstellungen und Konzepte aufgegeben werden, kann man die Natur des eigenen, wahrhaft reinen Geistes begreifen. Deshalb möchte Tantra einen Raum öffnen, der es erlaubt, alles Erlernte, alles, was der Erfahrung von Freiheit im Weg steht, alle Muster, Projektionen, Konzepte zu erkennen und zu transzendieren. Es geht um das Zurückfinden in die Natürlichkeit, in welcher sich spontane Erkenntnis entfalten kann.

Um zu einer Offenheit des Herzens zu gelangen, muss die Welt in ihrer Gesamtheit berührt und sinnlich erfahren werden. So gibt es auch keine Wertung auf dem spirituellen Weg – das Profane und das Spirituelle, das Angenehme und das Unangenehme sind nicht getrennt. Jede Erfahrung birgt in sich die Chance, aufzuwachen. Voraussetzungen sind allein Achtsamkeit und Präsenz. Ganz im Gegensatz zu anderen Yoga-Traditionen bleibt kein Aspekt des Lebens, auch nicht die Sexualität, von der spirituellen Praxis ausgegrenzt. Dieser Umstand hat schon immer zu vielen Missverständnissen und Fehlinterpretationen geführt und gerade hier im Westen besteht die Tendenz, Tantra mit verschiedenen Sexualpraktiken in Verbindung zu bringen. Das wäre ungefähr so, als würde man jemandem den Katholizismus erklären wollen und die Glaubenslehre dabei auf das Trinken von Alkohol reduzieren – nur weil innerhalb eines Rituals an einem Rotwein genippt wird. Der Stellenwert der Sexualität innerhalb des Tantra ist nicht anders als der irgendeiner anderen Übung oder Form der Meditation. Nur dass sie zu den fortgeschrittenen Praktiken gezählt wird.

Tantra, in der reinen, ursprünglichen Form, lehrt eine engagierte, staunende, lustvolle Hingabe an das Leben. Eine Hingabe, in welcher der Körper, die Gefühle und Gedanken völlig entspannen können. Der tantrische Weg schlägt vor, sich seinen Sehnsüchten und Ängsten zu stellen, um zu erkennen, was für Schutzmechanismen, Konditionierungen und selbst auferlegte Blockierungen uns an der spontanen Interaktion mit dem Leben und der Wirklichkeit hindern. Nur so können wir erfahren, wer wir in unserer Essenz sind.

Die tantrische Praxis besteht aus verschiedenen Übungen, die das Sammeln eigener Erfahrungen ermöglichen. Sie erlauben es dem/der Suchenden, eine Realität wahrzunehmen, die ausschließlich auf den eigenen Erfahrungen beruht. Die Autorität der Wahrheit liegt dabei in unserem eigenen Herzen und ist nicht außerhalb, bei irgendwelchen Meistern oder in den Schriften, zu finden. Diese Autorität hat nicht die Form von Regeln, Geboten und Moralvorschriften, die eine entsprechende eigene Achtsamkeit und Verantwortung ersetzen. Sie gründet vielmehr auf der persönlichen Bewusstheit in jedem Moment. Tantra bietet damit eine totale persönliche Freiheit, während es gleichzeitig ein höchstes persönliches Verantwortungsbewusstsein fordert.

FaszienYoga – den inneren Raum erforschen, Freiheit erfahren

Meine Entdeckungsreise zu den Faszien hat mit verschiedenen Fragen begonnen, die mich bewegt haben. Fragen wie diese: Wie können wir im Yoga die neuen Erkenntnisse der Faszienforschung nutzen, um mehr Weite und Raum zu erfahren? Wie können wir ein so »körperliches« und »sinnliches« Thema aufgreifen und umsetzen, ohne dass es auf einer rein körperlichen Ebene stecken bleibt? Wie können wir den Aspekt der Gesundheit und des Wohlbefindens in die Yoga-Praxis integrieren, ohne dass dies vom inneren Thema des Yoga wegführt? Wie können wir die Sinne dazu nutzen, mehr nach innen zu finden und uns nicht noch mehr im Außen zu verlieren? Wie können all die präzisen, körperlichen Anleitungen dabei helfen, uns stärker im Fühlen zu verankern, statt immer mehr zu »verkopfen«?

Zu Beginn war ich, ehrlich gesagt, sehr skeptisch und gar nicht sicher, ob all dies möglich ist. Mittlerweile habe ich Antworten auf die von mir gestellten Fragen bekommen, die Sie in diesem Buch beschrieben finden und in den Übungsvideos gleich selbst erfahren können. Basierend auf den Erkenntnissen der modernen Faszienforschung, meiner eigenen Praxis und den Erfahrungen meiner Schülerinnen habe ich Wege gefunden, in den Yoga-Übungen sowohl tief in die Körpererfahrung einzutauchen als auch über den grobstofflichen Körper hinauszugehen und Stille, Zentrierung, Raum und Weite zu erfahren. Die Faszien-Praxis ermöglicht es, die Feinstruktur der Yoga-āsana tief ins Gewebe und ins Körpergedächtnis zu integrieren und darüber hinaus Verbundenheit auf allen Ebenen des Seins zu erfahren. Die Begriffe, um die sich dabei alles dreht, sind alle zentral im Tantra, nämlich Präsenz und Achtsamkeit, Sinnlichkeit, Atem, Verbindung, Gewebe, Raum, Schwingung.

Präsenz und Achtsamkeit

Die tantrische Praxis der Pratyabhijñā-Schule besteht aus einer einzigen Sache: sich ganz verfügbar zu machen. Ganz präsent zu sein. Im Gefühl der

Wahrnehmung. Die Frage ist dabei nicht so sehr, WAS jemand macht, sondern WIE – mit wie viel Bewusstheit und Achtsamkeit, mit wie viel Hingabe. Alle asketischen Yoga-Traditionen sehen die Sinne als Hindernis, um Stille und Meditation zu erfahren und Einheit zu erleben. Dabei verwenden diese Traditionen ganz viel Energie darauf, die Sinne zu kontrollieren, sich von den Sinnen abzukapseln oder sich abzustumpfen. Mitunter sind diese Praktiken sehr körperfeindlich. Nicht so die Tantrika. Sie sehen das eher pragmatisch und realistisch. Statt viel Energie darauf zu verwenden, etwas zu negieren und zu kontrollieren – was nicht möglich ist, weil wir in einer sinnlichen Welt leben –, nutzen sie alle sinnlichen Erfahrungen, um bewusster ins Hier und Jetzt zu finden.

Praxis-Tipp: Den Körper, die Sinne und alle damit verbundenen Erfahrungen nutzen, um ganz im Spüren aufzugehen. Mit der Wahrnehmung ganz im Körper anwesend zu sein, ganz in der sinnlichen Wahrnehmung dessen, was sich zeigt, und darauf ausgerichtet, den inneren Raum zu weiten, all dies führt in eine unmittelbare Präsenz – Yoga genannt –, in der sich das Gefühl der Einheit und Verbundenheit spontan und natürlich entfalten kann.

Sinnlichkeit

Unsere fünf Sinne sind die Pforten unserer Wahrnehmung. Die Art und Weise, wie wir unser Gehirn mit Reizen versorgen, entscheidet maßgeblich darüber, wie wir unser Leben gestalten. Wir erleben unsere Umgebung durch unsere fünf Sinne: wir sehen, hören, fühlen, schmecken und riechen. Wir speichern diese Informationen oft auch in derselben Art ab, wie wir sie bekommen haben: So können wir innere Bilder sehen, Töne hören, uns an Gerüche oder an einen Geschmack erinnern und wir können im Geist auch Berührungen und sogar Gefühle wiedererleben.

Nun ist es so, dass unsere Wahrnehmung abhängig ist von allem, was wir in unserem genetischen Erbe und unseren zwischenmenschlichen Erfahrungen mitbringen. Dies umfasst alle bewussten und unbewussten Eindrücke, unsere Erinnerungen, Moralvorstellungen, Überzeugungen, gesellschaftlichen Konditionierungen und kulturell bestimmten Vorstellungen und Verhaltensmuster. All dies prägt wiederum unsere Sicht auf uns und die Welt. So färben wir jeweils das, was wir wahrnehmen, ganz individuell und weben uns so unsere ganz eigene Realität. So gesehen ist der Akt der Wahrnehmung kein passiver Vorgang, sondern ein aktiver, von uns (meist unbewusst) gestalteter Prozess. Wir erschaffen uns in jeder Sekunde unsere Realität. Mit den Prägungen und Erfahrungen der Vergangenheit und den daraus resultierenden Erwartungen erschaffen wir uns natürlich auch unser Selbst- bzw. Körperbild. Das bedeutet, dass KEINE Wahrnehmung objektiv oder neutral ist. Die Wahrnehmung durchläuft, noch bevor sie uns bewusst wird, diesen Prozess – unsere innere Landschaft, unsere Stimmung, unsere Erwartung an das Leben – und prägt die einströmenden Sinnesimpulse dahingehend, dass diese stets unsere innere Überzeugung bestätigen wollen. Dabei reicht es, wenn die neue Information nur bruchstückhaft an etwas Bekanntes erinnert, und schon entfesseln unsere Neuronen eine ganze Kaskade von Impulsen und Reaktionen, die unseren Erwartungen und Vorstellungen entsprechen.

Doch das Gehirn gleicht nicht einfach nur ab, es verändert dabei auch aktiv die einströmenden Informationen, um sie mit unserer Sicht in Übereinstimmung zu bringen. So verfestigen sich unsere Konzepte über uns und die Welt. Was wir erfahren, ist also nicht die Welt, so, wie sie ist, sondern so, wie wir sie uns vorstellen. Das, was wir sehen, ist nicht so, wie wir es interpretieren. Im Yoga ist es wichtig, das zu erkennen. Sich bewusst zu machen, dass unbewusst ganz viel »Wertung« passiert und unsere Wahrnehmung selektiv ist und auf das aufbaut, was wir erwarten oder meinen. Wenn wir dieses Bedingungsgefüge kennen und nicht mehr darauf reagieren, dann haben wir schon ganz viel von Yoga begriffen! Wenn diese Einsicht sich beginnt zu etablieren, dann hat das eine unglaubliche Wirkkraft: Wir hören, erleben und erfahren uns ganz anders in dem, was wir denken, sagen und tun. Das transformiert unser ganzes Sein.

Mutter Natur hat uns geradezu verschwenderisch mit Sensoren ausgestattet, die sich in der Haut, den Gelenken und Muskeln und im lockeren Bindegewebe des Körpers befinden. Erst durch diese Wahrnehmungsfühler haben wir die Fähigkeit, uns selbst zu spüren und zu bewegen. Berührung gehört zu den wesentlichen Grundbedürfnissen des

Menschen, ebenso wie das Bedürfnis nach Essen, Trinken, Schlaf und Licht sowie nach Anerkennung und Liebe. Studien aus der Entwicklungspsychologie und Bindungsforschung weisen auf den prägenden Faktor der Berührung während der ersten Lebensmonate hin. Durch diesen ersten Kontakt prägen sich die wesentlichsten Informationen über uns selbst und die Welt, in die wir hineingeboren werden, ein. Der Stauferkönig Friedrich II. hat ein grausames Experiment gemacht mit Säuglingen aus Waisenhäusern. In den ersten Tagen ihres Lebens wurden sie mit allen biologischen Grundbedürfnissen, also Nahrung, Wärme und trockenen Windeln versorgt. Allerdings erfuhren sie keine Berührung und liebevolle Zuwendung. Keiner der Säuglinge hat überlebt.

Wir wissen heute, dass es für die Entwicklung der Selbstwahrnehmung, des Körpergefühls und der Koordination, aber auch für die des Gehirns und der gesamten Persönlichkeit ganz essenziell ist, dass Babys liebevolle Berührung erfahren, sie nahe am Körper getragen, geschaukelt und gewiegt werden. In der späteren frühkindlichen Entwicklung ist es wichtig, dass Kinder ihrer natürlichen Bewegungsfreude nachgehen und sich ausprobieren können. Werden diese Impulse verweigert, bleiben die Betroffenen sowohl in ihrer motorischen als auch in ihrer mentalen Entwicklung zurück.

Etwas ganz Ähnliches passiert im Alter. Unsere Bewegungsvielfalt wird z.B. durch Gewohnheiten oder Verletzungen mehr und mehr eingeschränkt, sodass eine gezielte Stimulation des Körpers und der Sinnlichkeit das A und O ist, um geistig und körperlich gesund zu altern. Bereits barfuß laufen über einen unregelmäßigen, unebenen und unterschiedlich beschaffenen Boden oder die Stimulation der Füße mit Noppenbällen oder dem MyoFascial-Dome wirken dem Erblinden der Rezeptoren an den Füßen entgegen.

Praxis-Tipp: Im Vijñana Bhairava Tantra, dem großen tantrischen Text meiner Traditionslinie, finden wir verschiedene Vorschläge, wie wir Einheit erfahren können. Sie alle empfehlen, zu hundert Prozent in die Sinneserfahrung einzutauchen – wie auch immer diese geartet sein mag (z.B. der Genuss eines Glases Rotweins, eines guten Essens, Musik u. Ä.). Dies ist sozusagen diametral entgegengesetzt zu allen anderen

Yoga-Traditionen, die die Sinne als Störfaktoren sehen und sie unterdrücken oder bestenfalls kontrollieren möchten. Wir hingegen nutzen die Sinne, um ganz im gegenwärtigen Moment einzutauchen und in ihm aufzugehen, uns immer wieder neu zu erfahren. So können wir stets mit der frischen Erfahrung des »ersten Males« an eine Bewegung oder Übung herangehen.

Atem

Über den Atem können wir verhältnismäßig leicht in eine Achtsamkeit und Präsenz finden. Bleiben wir mit dem Atem verbunden, sind wir präsent im Hier und Jetzt. Wir können Weite erfahren und das Gefühl des Einsseins kann sich entfalten.

In den Veden heißt es: »Der Atem webt den Menschen« (Atharvaveda, X.2.13). Auch im Tantra gibt es die Sichtweise, dass der individuelle Atem in Beziehung steht zum kosmischen Atem, dass der kosmische Atem den Menschen durchwebt. Über den Atem sind wir ständig verbunden mit allem um uns. Bewusst atmend wird die Einheit direkt und unmittelbar erfahrbar.

Der Atem lässt Raum im Körper entstehen. Mit dem Atem können wir innere Räume ausdehnen und uns gleichsam in diesem Raum ausdehnen. Das Bewusstsein ausdehnen. Verschmelzen. Sich verbinden.

Praxis-Tipp: Im FaszienYoga steht der freie Atem im Zentrum der Praxis. Auf dem Faden der Atmung gewoben, getragen von Achtsamkeit und Feingefühl spielen wir mit Mikrobewegungen, erforschen genussvoll neue Körperräume und verbinden uns mit Ton- und Klangimpulsen, die unser Gewebe zum Schwingen bringen.

Verbindung

Das Wort »Yoga« bedeutet wörtlich übersetzt »Joch« oder auch »anbinden«, »anschirren«, »verbinden« und weist auf die Landwirtschaft hin, wo man früher, um ein Feld zu bestellen, Zugtiere vor einen Pflug gespannt hat. Durch die entstehende Verbindung erwächst eine größere, gebündelte Kraft, mit der man wirken kann.

Auf einer ersten, ganz direkt erfahrbaren Ebene wollen wir uns im Yoga mit dem verbinden, was wir gerade tun. Das bedeutet, dass wir bei allem, was wir tun, möglichst präsent sind. Was dabei hilft, ist ein ruhiger, bewusster Atem. Dadurch wird der Geist stiller und es eröffnet sich eine feinere Dimension – wir können unsere wahre Natur erkennen. Je mehr wir von unserer reinen Essenz kosten, desto mehr wird es uns gelingen, unser alltägliches Ego zu weiten und mit unserem wahren Wesenskern zu verbinden, sodass unsere Gedanken, Worte und Taten auch über unsere Yogamatte hinaus mit unserem Herzen verbunden bleiben. Vertieft sich diese Erfahrung durch unsere Yoga-Praxis, kann es sein, dass uns in einem Augenblick reinen Gewahrseins und absoluter Präsenz die Erkenntnis geschenkt wird, dass wir verwoben sind mit allem, dass wir eins sind mit der gesamten Schöpfung, mit der großen Kraft, die alles durchdringt und die hinter allem steht.

Praxis-Tipp: Faszien verbinden alles im Körper miteinander, sie übertragen Kraft, schaffen Raum zwischen den Knochen, sind wichtiges Sinnesorgan und bilden ein den Körper durchdringendes Netzwerk. Was die Faszien auf der grobstofflichen Ebene des Körpers ermöglichen, das interessiert auch den Yoga – auf einer geistig-philosophischen und im Tantrismus durchaus auch auf einer körperlichen Ebene. Durch die gezielte Arbeit mit den Faszien können wir über die sinnliche Erfahrung dieser Zugbahnen die Verbindungen erspüren. Gelingt es uns, in diese körperliche Erfahrung komplett einzutauchen, können wir sie nutzen, um dies auch auf einer feinstofflichen Ebene zu erfahren.

Gewebe

Max Planck, der Vater der Quantentheorie, hat 1944 einen Vortrag in Florenz gehalten. Darin beschrieb er ein Energiefeld, welches die gesamte Schöpfung durchdringt und alles miteinander verbindet. Seine Beschreibung der Existenz eines ursprünglichen Energiegewebes, welches unsere Körper, die Welt und alles im Universum miteinander verbindet, gleicht sowohl den Aussagen wie auch der Sicht der Tantrika. Die alten Weisen wussten um diese alles durchdringende und verbindende Kraft im Raum.

Dem Begriff »Tantra« werden viele Bedeutungen zugeordnet. Eine davon ist »Gewebe, Geflecht«. Das deutet einerseits darauf hin, dass energetisch alles miteinander verbunden ist. Andererseits webt sich durch eine regelmäßige Yoga-Praxis die Erfahrung von Verbundenheit in alles hinein, was man denkt, sagt und tut. Die Yoga-Praxis führt vom

Grobstofflichen (dem Körper, *āsana*) über das Feinstoffliche (den Atem, die Energie, *prāṇāyāma*) zur Meditation. In der Meditation öffnet sich der Mensch immer mehr dieser inneren Instanz, die sehen kann und die mit dem Wissen und der Weisheit verbunden ist. Er kann seinen wahren Wesenskern erfahren und erkennen, dass er unvergänglich, ewig und unverletzbar ist. All jene, die solch eine transzendente Erfahrung gemacht haben, bei der sie eins geworden sind mit dem Raum bzw. der Kraft, die hinter allem steht, und gespürt haben, dass sie weit mehr sind als ihr Körper oder ihr Geist, und diese Verbundenheit mit allem erfahren haben – alle jene kehren verwandelt durch diese Erkenntnis (*samādhi*) in die Welt zurück.

Praxis-Tipp: Auf der Ebene des Körpers sind es genau die Faszien, die alles mit allem verbinden und verflechten. In den Faszien lagert sozusagen unsere gesamte geistig-emotionale sowie körperliche Geschichte. Können wir da Freiheit, Weite und Geschmeidigkeit entstehen lassen durch entsprechende Übungen, kommt vieles in Fluss und es lösen sich – Schicht für Schicht – die Dinge, die Verbindung auf einer feineren Ebene bislang behindert haben.

Raum

Eine andere Übersetzung von »Tantra« – ausgehend von der Wortwurzel »tan«: »ausbreiten, fortsetzen, vermehren, ausdehnen«, verbunden mit dem Suffix »-tra« – bedeutet, dass etwas für eine andere Sache gut geeignet ist. So ist ein Mantra (manas: Geist) gut für das Denken, etwas, was auf den Geist wirkt. Tantra kennt somit viele »Werkzeuge« oder Übungen, die innere Weite und Raum entstehen lassen – im Körper, im Geist, im Herzen. Eine tantrische Praxis ist also in diesem Sinne etwas, was die Ausdehnung fördert, ein Übungsfeld, »welches die Erkenntnis ausdehnt«.

Tantra ist eine Praxis, bei der es um die Erweiterung des Bewusstseins geht sowie darum, alle Vorstellungen und Konzepte loszulassen, den Dualismus zu überwinden und mit dem Raum zu verschmelzen.

Der Raum ist im Tantrismus von großer Bedeutung. In allen anderen Yoga-Traditionen geht es darum, irgendetwas zu überwinden, Leid zu vermeiden. Die Tantrika werten nicht. Insofern gibt es auch nichts, was überwunden oder vermieden werden muss, weil alles gleichwertig ist und uns dazu dient, eine Erfahrung zu machen. Die Tantrika wollen

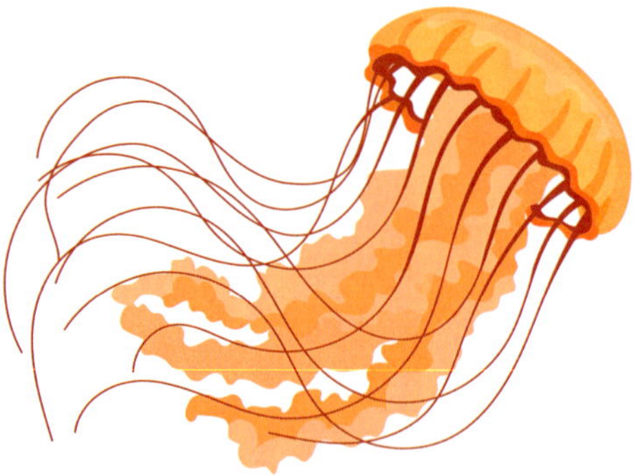

deshalb etwas, das unangenehm ist, nicht überwinden, sondern es ausdehnen und mit dem Raum verschmelzen lassen. Eins werden mit dem Raum, alles Tun aufgeben und sich vollständig hingeben.

Praxis-Tipp: Auf der Körperebene und bezogen auf die Faszien bedeutet das, dass wir uns weniger an Muskeln oder der Muskelkraft orientieren. Stattdessen lernen wir, unser Sinnesorgan Faszien zu spannen und zu dehnen, bis die Energie und die Information durch unseren ganzen Körper fließen. Dafür orientieren wir uns einerseits an den Knochen, die wir beginnen, im Raum günstig auszurichten, und darauf, den inneren Raum zu weiten (Tensegrity). Andererseits hilft uns eine klare Vorstellung des faszialen Netzwerkes, um während und auch nach der āsana-Praxis die Erfahrung von Leichtigkeit, Weite und Offenheit in Kombination mit innerer Zentriertheit zu erfahren.

Schwingung

»Spanda« bezeichnet einen wichtigen Aspekt des Kaschmir-Shivaismus, welcher besagt, dass das Absolute selbst in Bewegung ist. »Spanda« ist somit ein Begriff für das subtile, kreative Pulsieren des Universums. Er kann übersetzt werden mit »Vibration«, »Schwingung«, »Erschauern«. Spanda liegt allen lebendigen Prozessen zugrunde – sogar bei Einzellern ist dieses lebendige Pulsieren sichtbar. Auch jeder unserer Atemzüge ist ein Ausdruck von spanda (auf einer viel grobstofflicheren Ebene). Und so deckt sich das, was die tantrischen Mystiker erfahren haben, mit den neuesten Erkenntnissen der Quantenphysik: In der Tiefe allen Seins gibt es nur Raum und Schwingung. Auch unser mehrheitlich aus Wasser bestehender Körper drückt sich auf der subatomaren Ebene des Quantenfelds in einer pulsierenden wellenförmigen Bewegung aus.

Praxis-Tipp: Um in der āsana-Praxis die Faszien anzusprechen, verbinden wir uns mit dem Atem und lassen aus ihm Mikrobewegungen entstehen. Wir lauschen ganz bewusst und achtsam auf diesen kreativen Impuls, der sich organisch fließend und wellenförmig ausdrückt und alles durchdringt. Von diesem inneren Impuls werden wir bewegt und Yoga entfaltet sich dann ganz natürlich, mühelos und fließend.

Der wichtigste Atemmuskel, das Zwerchfell, hat die Form einer Medusa, einer Qualle. Sich während des Atemvorgangs mit dem inneren Bild einer sich im Ozean pulsierend und dabei zugleich weich, geschmeidig und kraftvoll fortbewegenden Qualle zu verbinden, ist ein überaus starkes Bild. Wenn die Bewegung, aus dem Atem geboren und von ihm umarmt, sich vom Atemmittelpunkt in die Peripherie – also die Arme und Beine – ausdehnt, entstehen ganz feine, oszillierende Mikrobewegungen. Dieses konzeptlose, organische, intuitive »Pulsieren« und »Schwingen« hilft, fasziale Verklebungen zu lösen. Das fasziale Gewebe wird detonisiert, das Energiesystem wird aktiviert und das Nervensystem reguliert und harmonisiert. Auf einer feineren Ebene hilft das Tönen, fasziales Gewebe in Schwingung zu versetzen und gleichzeitig in den Zustand von lāya, Verschmelzung, zu gelangen und Einheit zu erfahren.

BEDEUTUNG FÜR DIE YOGA-PRAXIS

»Mögen wir auch noch so aktiv sein und uns noch so sehr anstrengen, unser Bewusstseinszustand erschafft unsere Welt, und solange sich keine Veränderungen auf dieser inneren Ebene vollziehen, wird alles Handeln nichts Neues bewirken.«

Eckhart Tolle

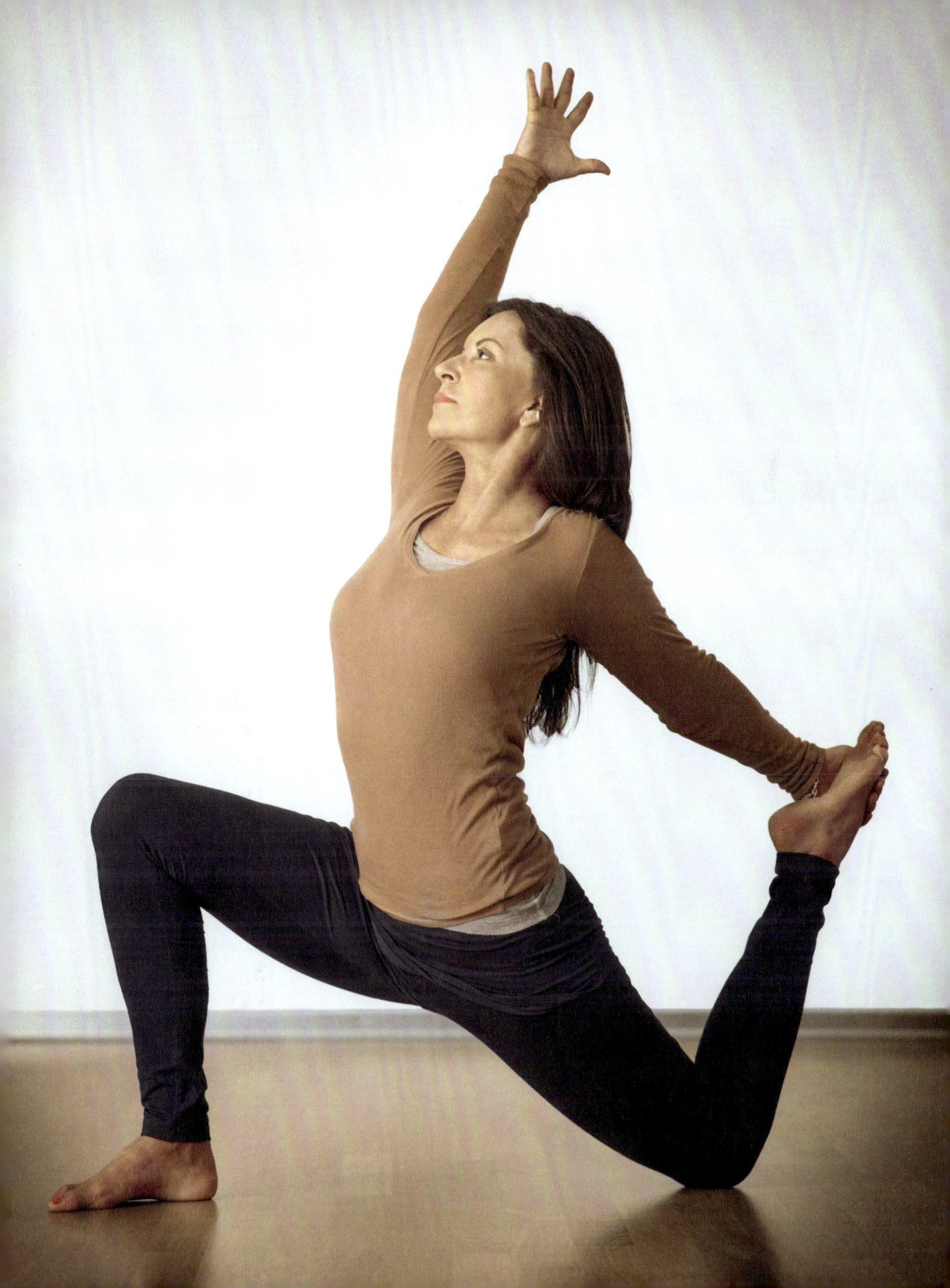

Die praktischen, gezielten Zugangswege zu den Faszien

Die Faszien sind, wie bereits im ersten Kapitel ausgeführt, Gegenstand wissenschaftlicher Forschung, die in den letzten Jahren verstärkt betrieben wurde. Ihre Ergebnisse belegen den wesentlichen Beitrag der Faszien zur Kraftübertragung, als propriozeptives Sinnesorgan und als globales federndes Spannungsnetzwerk. Dabei hat sich gezeigt, dass das Gewebe beeinflussbar ist und unterschiedliche Zugangswege zu ihm bestehen. Ob die betreffenden Übungen nun neu sind oder ob wir sie aus früheren Zeiten kennen, ist dabei nicht relevant. Relevant ist hingegen, dass die Faszien trainierbar sind und dass sie Einfluss auf unsere Muskulatur, unsere Haltung, unsere Bewegungen und unser Schmerzempfinden haben. Aber sie werden auch beeinflusst durch unsere einseitigen Alltagsbelastungen, welche unsere natürliche Bewegungsvielfalt mehr und mehr einschränken – stundenlanges Verharren in ungünstigen Sitz-Beugehaltungen sowie der natürliche Alterungsprozess tragen das Ihre dazu bei. Faszien werden in ihrem Tonus zudem durch unsere innere Haltung, unser Denken und Fühlen geprägt. Ein wichtiger Punkt dabei scheint mir, dass es eben nicht nur körperliche Auslöser für verklebte Faszien und Schmerzen gibt, sondern auch emotionale. Eine emotionale Spannung lässt ganze Körperregionen förmlich erstarren. Die größte Wichtigkeit besteht deshalb darin, die Verschiebbarkeit der verschiedenen Gewebe zueinander zu erhöhen, die Gleitfähigkeit zu verbessern, die kollagenen Fasern zum Umbau anzuregen und so die Geschmeidigkeit und Elastizität der Faszien zu erhalten.

Bewegung nährt die Faszien und diese lieben Dehnreize und unterschiedliche Impulse. Yoga bietet eine gute Möglichkeit, den ganzen Körper gut zu dehnen und Kraft aufzubauen. Die Reize regen die Bindegewebszellen dazu an, altes Kollagen durch neues und geschmeidiges Gewebe zu ersetzen. Das Resultat sind eine gesteigerte Körperwahrnehmung, eine größere Beweglichkeit und mehr Sinnlichkeit. FaszienYoga erweitert das yogische Übungsspektrum durch variantenreiche Modifikationen. Es muss nicht alles neu und anders gemacht werden. Es geht vielmehr darum, dass man fasziale Bewegungselemente sinnvoll in die bestehende Yoga-Praxis integriert.

Es gibt vier Zugangswege, die die Faszienforschung als besonders günstig bewertet:

- **Fascial Release** – myofasziale Release-Techniken mit verschiedenen Kleingeräten
- **Rebound Elasticity** – die Elastizität des Gewebes mit spritzigen, schwungvollen Bewegungen fördern
- **Fascial Stretch** – das Dehnen langer Ketten unter Anwendung vielfältiger Stretching-Varianten
- **Fluid Refinement** – das Verfeinern des Körpersinnes und der Feinmotorik mit freien, sinnlichen und genussvollen Bewegungen

Im Yoga habe ich ergänzend folgende Zugangswege als hilfreich erfahren:

- **Sounding** – Ton- und Klangimpulse als Möglichkeit, das Gewebe von innen zu lösen
- **Entspannung und Atem** – als ganzheitlicher Ansatz, um auf tiefer Ebene loszulassen
- **Energetic Alignment und Tensegral Expansion** – die Erfahrung von Raum mit den pañca vāyu und die Verkörperung von Tensegrity
- **Hands-on assists** – als manuelle Intervention, um Freiheit und Leichtigkeit zu erfahren
- **Sprache und Bilder** – eine freie und sinnliche Sprache fördert die innere Wahrnehmung und Visualisation

Fascial Release

Um Faszien zu entspannen, werden in der Manualtherapie myofasziale Release-Techniken angewendet. In der Yoga-Praxis können Sie bestimmte Tools einsetzen (z.B. verschiedene große und kleine Bälle, Rollen oder die kuppelförmigen Domes in unterschiedlichen Härtegraden, Silikoncups zum Schröpfen, Flossingbänder) für eine Art »Selbst-Massage«, um einen ähnlichen Effekt zu erzielen.

Auch wenn kein Gerät die erfahrenen Hände eines Therapeuten oder einer Therapeutin ersetzt, so können die

MyoFascial-Tools doch zu einem eigenen, persönlichen Osteopathie-Assistenten werden. Allerdings nur unter der Voraussetzung, dass man weiß, was man tut.

Beim Fascial Release können durch den Druck eines Balles oder den Sog eines Schröpfgerätes entweder auf die starken bindegewebigen Platten (wie z.B. die Beinaußenseite), auf entsprechende Schlüsselstellen oder auch auf Triggerpunkte im weichen, muskulären Gewebe ganze Muskel-Faszien-Schichten verschoben und Verklebungen gelöst werden. Solche Release-Techniken fühlen sich sehr befreiend an. Die Haltung wird müheloser, aufrechter und gelöster. Bekommt der Körper regelmäßig solche Impulse, kann sich das gesamte Gewebe neu ausrichten und der Körper zu mehr Balance finden.

Auf einer rein mechanischen Ebene wird, so vermuten einige Experten, dabei der Flüssigkeitsaustausch im Gewebe angeregt. Dieser Austausch verbessert die Versorgung der Faszien und zugehörigen Organe mit Nährstoffen und Flüssigkeit und regt den Zellstoffwechsel an. Durch das Schröpfen beispielsweise werden Verfilzungen und Verhärtungen gelöst, wird festes

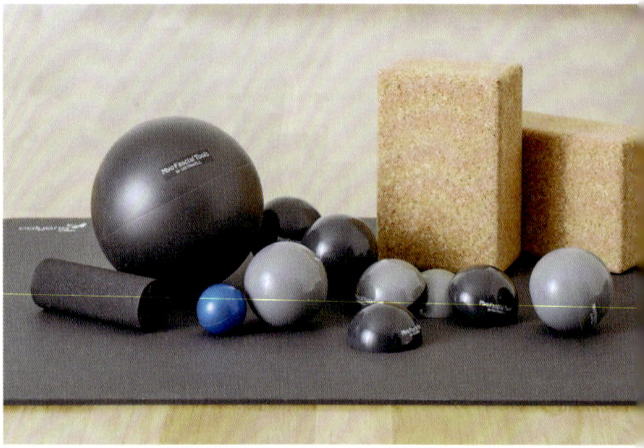

Die MyoFascial-Tools gibt es in zwei verschiedenen Ausführungen – halb hart und hart.

Gewebe befreit, die Hydration des Bindegewebes angeregt und die Gleitfähigkeit der einzelnen Gewebeschichten zueinander verbessert. Wichtig ist, dass die Übungen achtsam und wohldosiert ausgeführt werden. Die empfindlichen Regionen und Punkte sind von Mensch zu Mensch verschieden und müssen immer individuell erspürt werden. Es kann durchaus sein, dass das Ausrollen gewisser Körperregionen recht schmerzhaft ist und es eine Herausforderung darstellt, sich in den Druck hinein zu entspannen. Gegebenenfalls kann eine weichere Variante des Gerätes gewählt werden. Zurzeit gibt es noch keine Studien, die besagen, wie »hart« ein Gerät überhaupt sein muss, damit es die gewünschte Wirkung zeigt, oder wann es sogar schädlich ist. Sinnvoll ist es sicherlich, gerade zu Beginn mit weicheren Tools zu arbeiten. Werden die Übungen allerdings regelmäßig gemacht, dann lassen diese Reaktionen allmählich nach und verschwinden mit der Zeit gänzlich. Häufig werde ich gefragt, wie viel Schmerz okay ist. Eine allgemeine und pauschale Antwort darauf ist schwierig. Es kommt auf die Art des Schmerzes und die Region an. Grundsätzlich gilt es, alle stechenden Schmerzen zu vermeiden. Bei akuten Beschwerden ist es wichtig, vorher mit einer Fachperson zu sprechen, um zu erfahren, was für Übungen in der individuellen Situation förderlich sind. Bei Muskel-Faszien-Verklebungen und insbesondere, wenn mit den MyoFascial-Tools sogenannte Triggerpunkte behandelt werden, dürfen die Schmerzen mittelstark bis stark ausfallen. Wichtig ist dabei, dass der Schmerz immer eine Art »Wohl-Weh« sein soll – ein Schmerz also, bei dem man spürt, dass sich da was löst und er auch mit der Zeit nachlässt. Auf einer Skala von eins bis zehn darf der Schmerz bei maximal sieben liegen. Dabei soll bewusst in den »Wohl-Schmerz« hineingeatmet, geschmolzen, losgelassen und entspannt werden. Nach etwa zwanzig bis vierzig Sekunden muss es signifikant besser werden und der Schmerz nachlassen. Mit seiner Aufmerksamkeit ganz in diesen Bereich einzutauchen und bewusst langsam hineinzuatmen, ist da sehr hilfreich. Direkt nach der Selbstmassage habe ich immer wieder beobachtet, dass eine spontane Schmerzreduktion spürbar und eine Zunahme der Beweglichkeit erfahrbar ist – oft auch an Stellen, die gar nicht direkt behandelt wurden, die aber in einem Spannungszusammenhang mit der massierten Region stehen. Meine Empfehlung: nach dem Faszienrelease gleich ein, zwei Übungen machen, bei denen die neue Beweglichkeit in eine Bewegung integriert wird. Zurzeit herrscht noch etwas Uneinigkeit über Intensität, Geschwindigkeit und Frequenz der Intervention. Schnelle, kurze und oberflächliche Techniken sollen dabei eher tonisierend wirken, wohingegen langsame, tiefere und längere Interventionen auf das vegetative Nervensystem wirken und den Parasympathikus aktivieren, also detonisieren. Wenn jeden Tag gerollt wird, sollte immer wieder eine andere Stelle

bearbeitet werden. Die gleiche Region sollte nicht mehr als zwei bis drei Mal pro Woche beübt werden. Da bei den Self-Release-Techniken der Körper häufig stabilisieren muss, ist der Fokus auf eine förderliche Haltung hilfreich.
Fascial Release kann sowohl am Anfang einer Yoga-Praxis stehen, um gewisse Körperregionen für die āsana-Praxis zu öffnen, oder am Ende einer Übungseinheit. Am Anfang angewendet, dürfen die Übungen – je nach Körperregion – etwas schneller ausgeführt werden, um die Leistungsbereitschaft nicht zu sehr zu reduzieren. Untersuchungen haben gezeigt, dass sich nach einem Fascial-Release die kontraktilen Eigenschaften in der entsprechenden Muskulatur kurzzeitig verschlechtern, was das Verletzungsrisiko erhöhen kann. Am Ende einer Yoga-Praxis eingesetzt, unterstützen die Übungen eine schnellere Regeneration und fördern die Entspannung.

Vorsicht und Kontraindikationen:
Ich nehme wahr, dass gerade ein Wahnsinnshype um das Rollen gemacht wird. Es wird fanatisch gerollt, und alles, was zu viel oder zu übertrieben gemacht wird, kann schaden. Bei Osteoporose und rheumatischen Erkrankungen nur unter Anleitung einer Fachperson ausführen. Bei frischen Narben, die noch keine sechs Monate alt sind, bitte auf die Übungen verzichten. Danach mit einem ganz weichen Tool beginnen. Bei Verletzungen im Bauchraum (z.B. Zwerchfellbruch, Reflux, Rektusdiastase, Kaiserschnittnarbe) keine Übungen, bei denen ein MyoFascial-Tool in die Bauchregion gelegt wird. Bei bestehenden Gefäßerkrankungen (z.B. Venenschwäche, Besenreiser, Krampfadern, Durchblutungsstörungen) oder einem geschwächten Lymphsystem ganz darauf verzichten.

Kritische Stimmen zum Faszienrollen

Nach wie vor gibt es keine Studien darüber, was genau bei der myofaszialen Eigenbehandlung mit Rollen im Gewebe passiert und ob und in welchem Maße die versprochenen Effekte wirklich stattfinden. Nach Aussagen von Schleipp und Müller bringt das Foam-Rolling folgende Vorteile:

- Verbesserung des Faszienumbaus
- Verbesserung des elastischen Rückstoßes des Faszien-Gewebes
- Verbesserung der myofaszialen Gesundheit
- Verbesserung der Faszienhydratation und Erneuerung
- Verbesserung der propriozeptiven Verfeinerung

Die Recherchen von Freiwald und Kollegen waren dagegen eher ernüchternd: Lediglich eine Studie zeigte Leistungsverbesserungen in Bezug auf Sprungkraft und anaerobe Power, wenn das Faszienrollen zusammen mit einem aktiven Aufwärmen eingesetzt wurde. Alle anderen Vorzüge konnten sie nicht nachweisen. Allerdings sind sie sich einig darüber, dass das Risiko durch den hohen Druck, der entsteht, wenn das komplette Körpergewicht auf der Rolle liegt, sehr hoch ist und man Nutzen und Schaden sehr sorgfältig abwägen sollte.

Auch das Studienteam von Dr. Andreo Spina sind der Auffassung, dass Faszienrollen KEINEN Release erzeugen. Faszienrollen führen vielmehr dazu, dass alle Schichten zwischen Haut und Knochen zusammengedrückt werden, inklusive aller Blut- und Nervenbahnen, wodurch lediglich Flüssigkeit aus dem Gewebe gedrückt wird. Lässt der Druck nach, saugt sich das Gewebe mit klarer Flüssigkeit voll. Diesen Schwammeffekt könne man allerdings deutlich effizienter haben, wenn man die betreffende Stelle »flosst«. Beim »Flossing« verwendet man ein spezielles Gummiband, das man bspw. um einen Wadenmuskel mit sehr hohem Anpressdruck wickelt und dann den Muskel bewegt. Nach ca. 2 – 3 Minuten nimmt man das Band ab.

Sehr gut und ausführlich erklärt Dr. Andreo Spina die Wirkungsweise des Foam-Rolling in seinem Video auf Youtube »Why foamrolling is NOT myofascial release: *https://www.youtube.com/watch?v=BnYdzaoMyQ8.*

Der Schwammeffekt ist allerdings sicherlich ein Nutzen für das Gewebe, denn gut hydriertes Gewebe ist elastisch und es kann seine Pufferfunktion perfekt erfüllen. Wenn gerollt wird, sollte man darauf achten, dass wirklich Gewebeschichten gegeneinander verschoben werden und nicht nur Druck auf das Gewebe entsteht. Es sollte außerdem gut abgewogen werden, ob der Nutzen höher ist als die »Kosten«, denn es ist nicht ganz einfach, an die richtigen Stellen »bequem« heranzukommen. Oft verspannen sich andere Bereiche im Körper, während man mühevoll versucht, das Gewebe zu bearbeiten. Zudem haben viele Frauen ein viel weicheres Bindegewebe. Die Gefässe können leicht verletzt werden bei zu viel Druck.

Faszien-Cupping

Für die Faszien ist nicht nur Druck mit einer Gewebeverschiebung wichtig, um die Verklebungen zu lösen und das Gewebe zu rehydrieren, sondern auch Raum. Hier kommen moderne Schröpfgeräte, wie beispielsweise die von BellaBambi zum Zug.

Cupping – so wird heute die moderne Art des altbewährten Schröpfens genannt. Im Cupping verbindet sich das alte Wissen des Schröpfens mit dem modernen Wissen der Faszienforschung. Die pflegeleichten Saugglocken (Cups) bestehen aus einem biokompatiblen, strapazierfähigen Material, welches auch für Allergiker gut verträglich ist. Es kommen verschiedene Grössen (klein und gross) und Stärken (leicht, mittel, stark) zum Einsatz – abhängig von der zu behandelnden Region. Dies ermöglicht eine vielfältige Anwendung sowohl am ganzen Körper, als auch an zarteren Stellen, wie beispielsweise im Gesicht, an den Füssen oder Händen. Die Handhabung ist ganz simpel: Sie drücken den Cup zusammen, setzen ihn auf die entsprechende Stelle und lassen ihn los. Es entsteht ein Vakuum und das Gewebe wird angesaugt. So werden die Gewebeschichten voneinander gelöst und es entsteht mehr Raum. Ich empfehle, vor der Behandlung mit den Silikon-Cups etwas pflegendes Öl auf die Haut aufzutragen, damit die Cups besser gleiten und haften. Nach der Anwendung können sie in der Spülmaschine gereinigt werden.

In neuen Untersuchungen wurde gezeigt, dass sich im Bindegewebe zwischen den Zellen Stoffwechselabbauprodukte ansammeln. Diese Ansammlung von Giften beeinträchtigt die Zufuhr von Nährstoffen und Sauer-

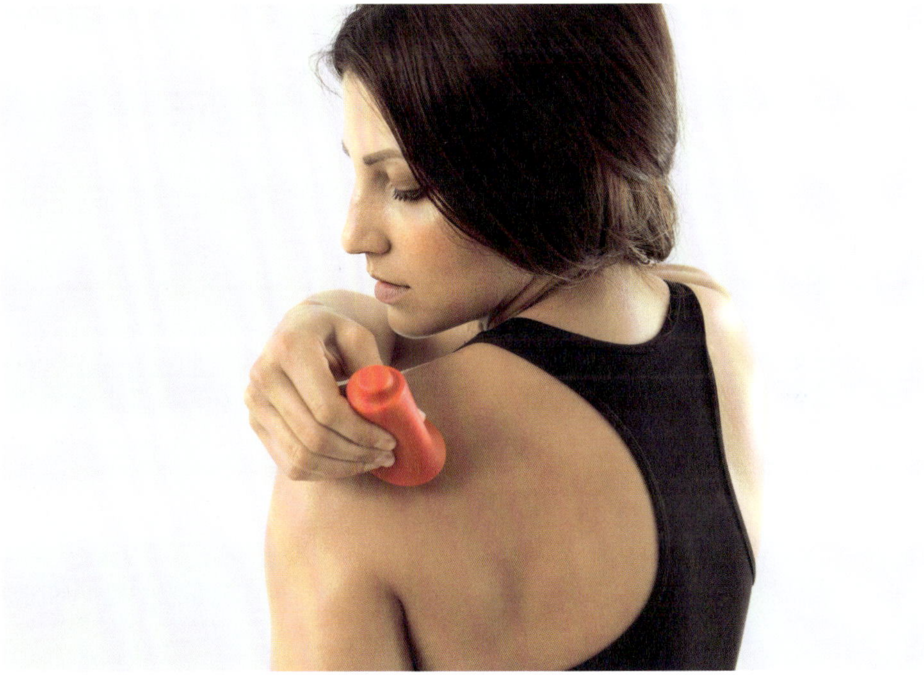

Dank Cupping lösen sich Verklebungen und es entsteht mehr Raum im Gewebe.

stoff sowie die Abfuhr von Schlacken. Das myofasziale Schröpfen sorgt für einen Spannungsausgleich im Gewebe und fördert die Geschmeidigkeit des Gewebes, indem es Verklebungen löst. Es regt die Mikrozirkulation und damit die Durchblutung an, aktiviert den Stoffwechsel und den Lymphfluss, unterstützt die Regeneration und stärkt die Selbstheilungskräfte des Körpers. Zudem sorgt es für Schmerzlinderung und mehr Beweglichkeit im Alltag.

Das klassische Schröpfen zeigt Wirkung, unter anderem bei:

- Rheuma, Karpaltunnelsyndrom, Hexenschuss oder Knieproblemen
- Kopfschmerzen und Migräne
- Bluthochdruck
- Müdigkeit, Schwäche und Depression
- Grippe, Erkältung und Fieber

Faszien-Flossing

Das Faszien-Flossing ist eine recht neuartige Behandlungsmöglichkeit aus der Sport- und Physiotherapie, die bei bewegungsabhängigen Schmerzen und allgemeiner Einschränkung der Gelenke eingesetzt wird, um die natürliche, schmerzfreie Bewegungsfähigkeit wiederherzustellen. Eine Art Vorläufer des Flossings finden wir bereits in der Kompressionstherapie oder im alten Rom, wo die Gladiatioren Schnürbandagen an Armen und Beinen trugen.

Unter Faszien-Flossing versteht man in der Sporttherapie das recht straffe Umwickeln verschiedener Körperregionen der Extremitäten mit einem speziell dafür entwickelten Gummiband. Dabei werden schmerzhafte Gelenke oder Muskeln für etwa zwei Minuten stark komprimiert und die Gummibänder danach schnell wieder entfernt.

Was soll das bringen? Der heutige Erklärungsstand ist der folgende: Der starke Druck auf das Gewebe sorgt dafür, dass für eine kurze Zeit die Blutzufuhr unterbunden wird und Flüssigkeit im Gewebe, z.B. die Lymphe oder Stoffwechselendprodukte ausgepresst werden. Nachdem das Band angelegt ist, können verschiedene Bewegungen gemacht werden, die dafür sorgen, dass das Gewebe von Adhäsionen befreit wird. Das kann mitunter recht schmerzhaft sein. Wenn das Floss-Band entfernt wird, kommt es zu einer Mehrdurchblutung, frische, nährstoffreiche Flüssigkeit strömt in das unterversorgte Gewebe und Schadstoffe werden abtransportiert.

Durch die Kombination aus äußerem, mechanischen Druck und den leichten Gelenksbewegungen können sich Verklebungen (Crosslinks) im myofaszialen Gewebe lösen, so dass die Unterhautgewebeschichten, die Faszien, Muskeln und Sehnen wieder besser gleiten können. So werden das Wachstum und die Erneuerung der Zellen angekurbelt und ein kompletter Umbau des Gewebes gefördert. Zu den Effekten der Therapie gehören Schmerzlinderung, eine verbesserte Durchblutung des umliegen-

den Gewebes, ein verstärkter lymphatischer Abfluss, eine Verbesserung der Gelenkbeweglichkeit, schnellere Regeneration und Leistungssteigerung.
Die Floss-Bänder sind in unterschiedlicher Stärke und Breite erhältlich – je nach der zu behandelnden Körperregion. Es wird mit einem differenzierten Konzept gearbeitet, wobei die Anlagetechniken sehr spezifisch sind und sich je nach Indikation unterscheiden. Wichtig für eine Behandlung sind die Wahl des richtigen Floss-Bandes sowie das exakte Anbringen. Deshalb empfehle ich, eine in dieser Anlagetechnik geschulte Fachperson aufzusuchen.

Fasziales Taping

Das Myofasziale Taping wurde als revolutionäre Methode von Markus Erhard auf Basis der neuen Forschungsergebnisse über Faszien und funktioneller Anatomie entwickelt.
Das Myofasziale Taping nach Markus Erhard (MTME) kann eingesetzt werden bei chronischen Schmerzzuständen, Haltungsdefiziten und Bewegungsrestriktionenund um die Leistung zu steigern. Es wirkt schnell, zuverlässig und meist sehr nachhaltig.
Sowohl akute, als auch chronische Schmerzen und Dysfunktionen wie Rückenschmerzen, Nackenschmerzen, Migräne, Bandscheibenvorfall, Tennisellbogen, bei Arthrose oder Bewegungseinschränkungen können mit dieser Methode behandelt werden.

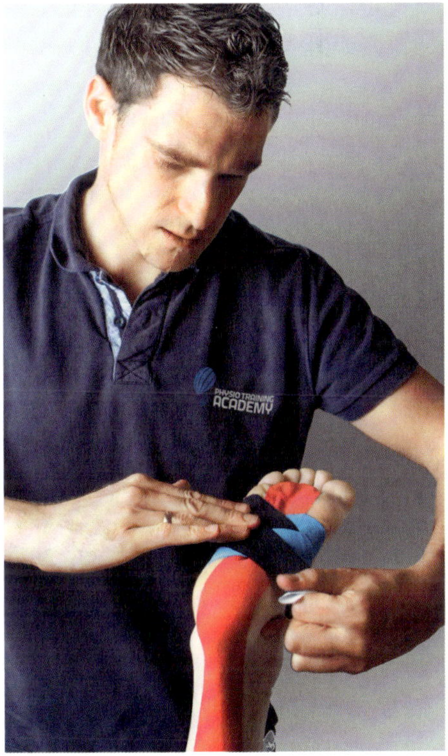

Myofasziales Taping verändert die Gewebespannung und schenkt mehr Bewegungsfreiheit.

Hinter diesen und anderen Problemen stecken meist Spannungs- und Kompensationsmuster, aufgrund veränderter Bewegungsmuster, Timing und Effizienz im Gangbild und negativer myofaszialer Anpassung, die mit der Erhard-Therapie sehr oft innerhalb einer Therapiesitzung verändert und Schmerzen reduziert werden können.

Letztlich liegt der Fokus beim MTME gar nicht auf dem Schmerz selbst, sondern auf der Wiederherstellung der Funktion des neuro-myofaszialen Systems. Wenn der Schmerz verschwindet, ist das eine Folge der normalisierten Spannung und der normalen Muskelfunktion. Daraus ergeben sich wieder eine natürliche Belastung, bzw. Benutzung der Gelenke und eine effiziente Bewegung.

Wirkung von MTME für Haltung und Bewegung:

- Je nach Anlage entspannt es die verschiedenen Strukturen
- Kann die Muskelfunktion unterstützen und den Muskeltonus normalisieren
- Optimiert die neuromuskuläre Verschaltung
- Unterstützt und fördert die Verschiebbarkeit der verschiedenen Gewebeschichten zueinander
- Harmonisiert die Spannung der verschiedenen Gewebeschichten
- Fördert die Durchblutung und die Lymphzirkulation
- Wirkt schmerzlindernd und unterstützt Heilungsprozesse
- Schafft Raum und Leichtigkeit bei gleichzeitiger Stabilität

Praxis – Fascial Release

Um verklebtes Gewebe zu lösen, es zu beleben und zu rehydrieren, rollen Sie langsam schmelzend über das Gewebe oder bleiben Sie auch mal mehrere Minuten lang an einer Stelle, um sich dort atmend hinein zu entspannen. In den Übungsvideos finden Sie eine effektive Praxis, um den Rücken von Spannung zu befreien.

- An einem Tisch sitzend können Sie die ganzen Unterarme mit einer Minirolle oder einem kleinen Ball ausrollen.
- Gleiten Sie vom Handgelenk bis zum Ellbogengelenk.
- Drehen Sie dann den Arm etwas, sodass Sie einen anderen Bereich erreichen, und wiederholen Sie die Abfolge.
- Mehrmals wiederholen, bis sich die Faszie des ganzen Unterarmes rundherum belebt anfühlt.

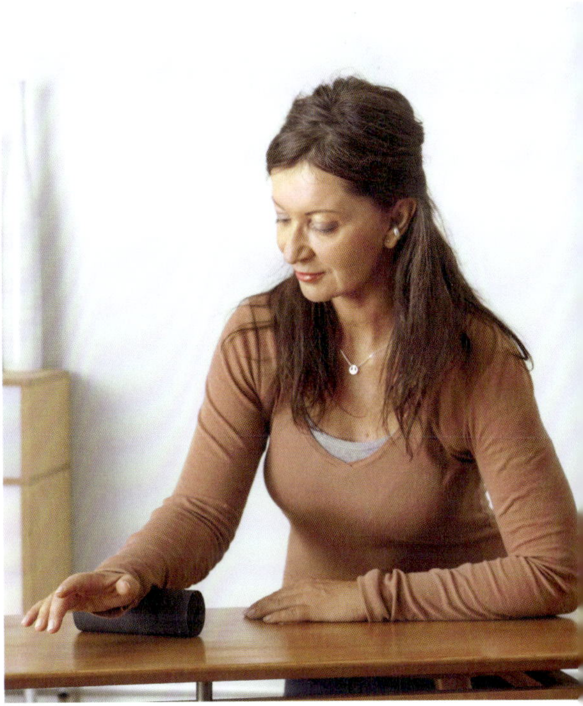

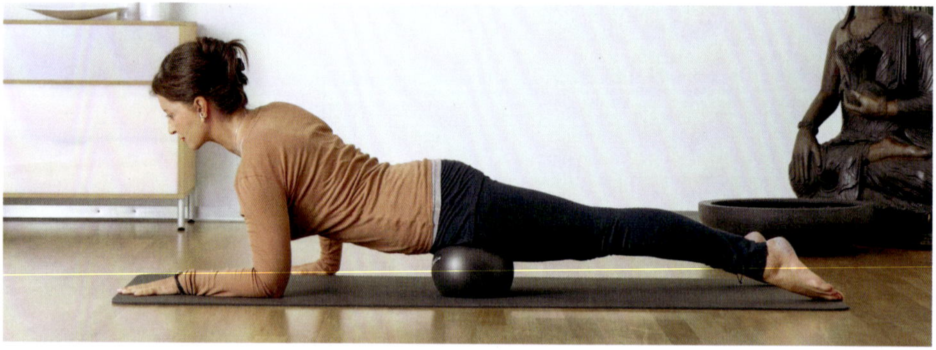

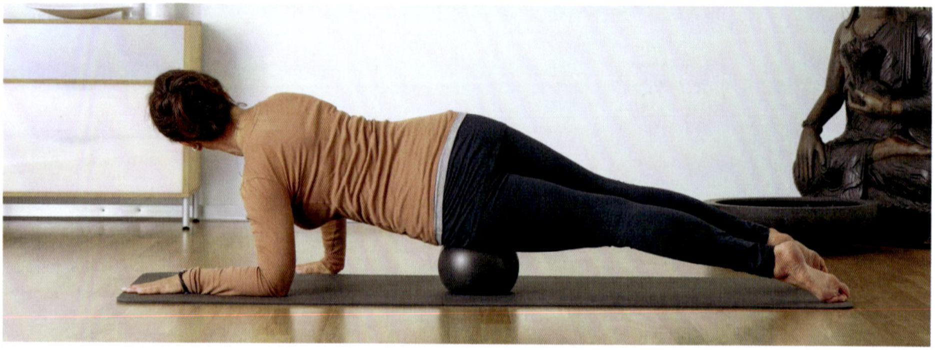

- Den großen Myo-Ball in die linke Leiste legen, den linken Unterarm auf den Boden stützen, die rechte Hand aufstellen.
- Mit dem ganzen Körpergewicht in den Ball sinken, Druck auf die rechte Hand geben und den Oberkörper nach rechts drehen, sodass der Ball langsam quer über den Oberschenkel an die Beinaußenseite rollt.
- Wieder zurück in die Ausgangsposition kommen. Sich etwas nach vorne ziehen, sodass der Ball etwas weiter auf dem Oberschenkel nach unten rollt.
- Die Übung insgesamt drei bis fünf Mal wiederholen, bis der Ball oberhalb des Knies liegt. Danach auf die andere Seite wechseln.

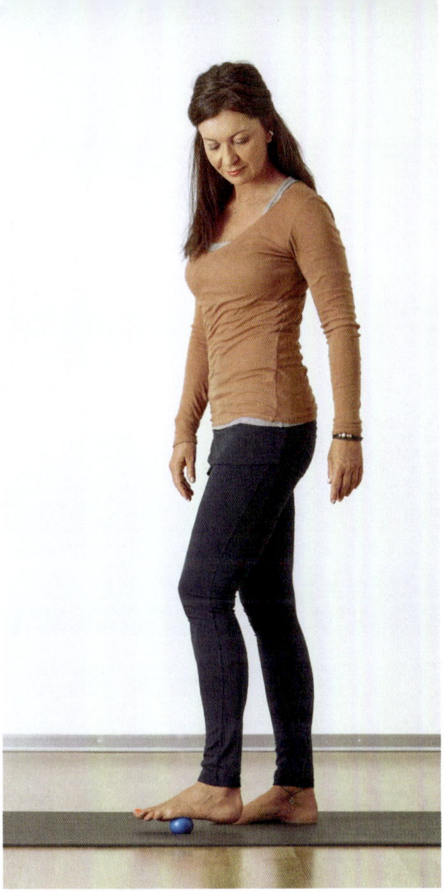

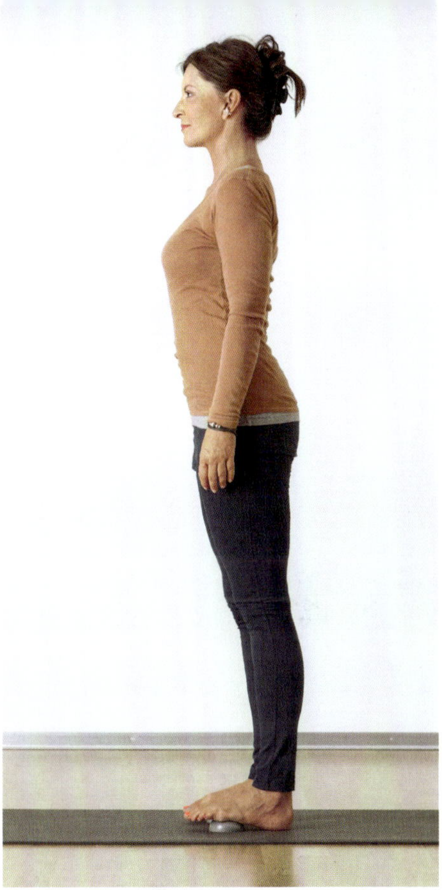

- Im Stehen einen MyoFascial-Dome oder kleinen MyoFascial-Ball unter den Fuß legen.
- Vorne beim Quergewölbe beginnen und hineinsinken und ein paar Atemzüge verweilen.
- Dann den Dome oder Ball ein klein wenig verschieben und auf die gleiche Weise verfahren. Bearbeiten Sie so Ihre gesamte Plantarfaszie bis zur Ferse.
- Mit dem Ball können Sie die Faszie zum Schluss ganz ausrollen.
- Im Stand einen Moment nachspüren und Unterschiede wahrnehmen – im Fuß, in der Art, wie Sie stehen. Vielleicht nehmen Sie Unterschiede in der Beckenstellung oder gar im Schulterbereich wahr.
- Dann den anderen Fuß mit den MyoFascial-Tools bearbeiten.

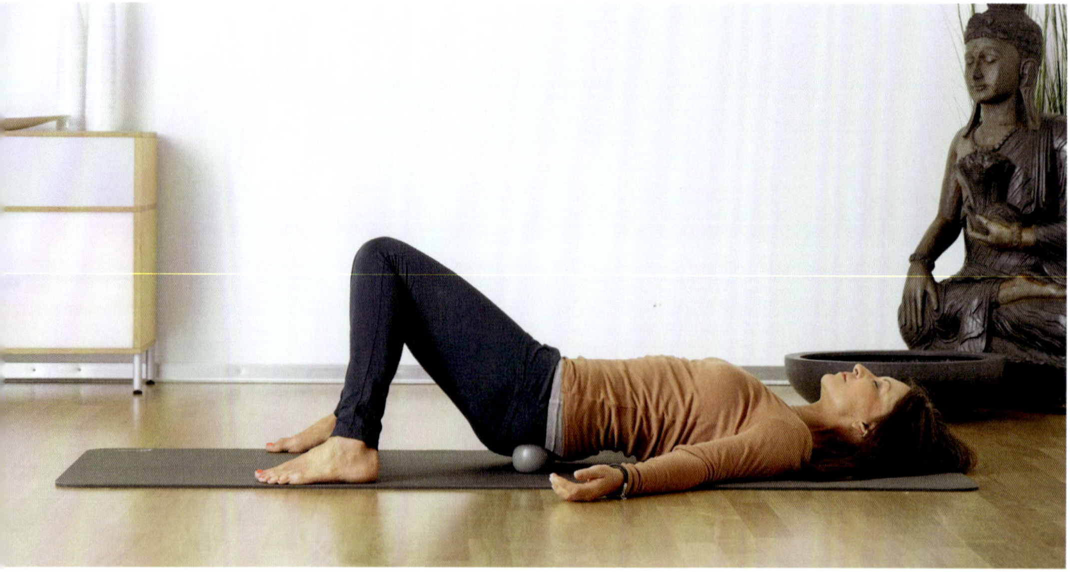

- In der Rückenlage beide Füße aufstellen und zwei MyoFascial-Bälle (wahlweise können es auch zwei Domes sein) rechts und links unter das Gesäß legen.
- Suchen Sie eine Stelle, die sich verspannt anfühlt, und sinken Sie dann in den »Wohl-Schmerz«. Verweilen Sie einige Atemzüge.
- Wenn der Schmerz nach zwanzig bis vierzig Sekunden abklingt, stellen Sie die Füße etwas breiter auf und bringen Sie dann die Knie zusammen. Oft verstärkt sich die Intensität nochmals. Gleichzeitig können Sie Ihre Beine besser entspannen.
- Bleiben Sie drei bis fünf Minuten ruhig atmend und entspannen Sie sich in die Bälle hinein.
- Um die Übung zu beenden, heben Sie das Becken etwas an, legen Sie die Bälle zur Seite und spüren Sie in der Rückenlage nach. Hat sich die Spannung im Rücken verändert? Wie nehmen Sie die Region des unteren Rückens wahr?

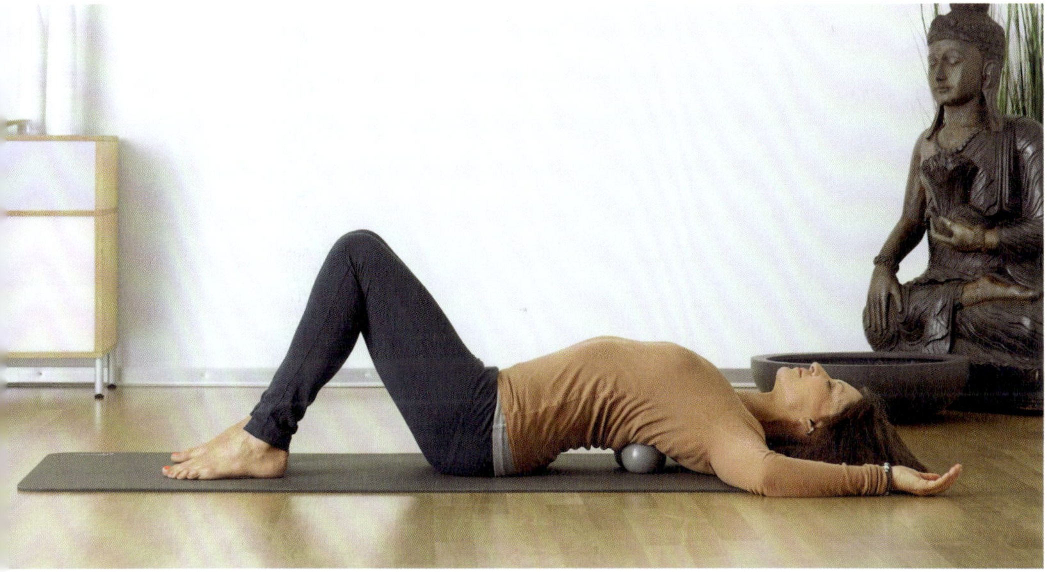

- In der Rückenlage die beiden Myo-Fascial-Bälle (bzw. die Domes, dann ist es etwas weniger intensiv) zwischen die Schulterblätter rechts und links neben die Wirbelsäule legen (etwa auf Höhe der BH-Linie). Darauf achten, dass die Bälle nicht direkt auf den Dorn- oder Querfortsätzen liegen!
- Die Arme entspannt neben den Körper oder etwas nach oben legen.
- Gegebenenfalls ein kleines Handtuch unter den Kopf legen.
- Wahlweise kann diese Übung auch mit einem oder zwei Yoga-Blöcken gemacht werden.
- Den Atem vertiefen und sich in einen langen Ausatem hinein entspannen. Drei bis fünf Minuten verweilen.
- Danach die Bälle entfernen und in der Rückenlage nachspüren. Wie fühlt sich die Brustwirbelsäule an, wie der Brustkorb? Hat sich die Atmung verändert? Wie ist Ihre Stimmung?

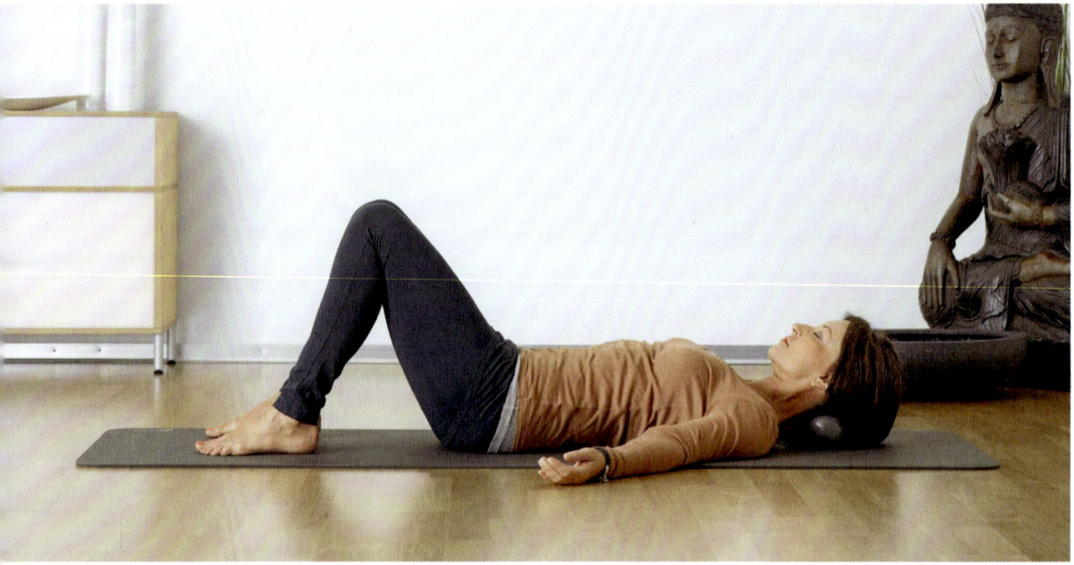

- In der Rückenlage den MyoFascial-Dome oder -Ball an die Schädelbasis legen, dort, wo eine kleine Kuhle entsteht, wenn der Nacken in den Kopf übergeht.
- Auch da einen Punkt suchen, an dem Spannung spürbar ist, und sich dort hinein entspannen. Entweder hier drei bis fünf Minuten bleiben und entspannen. Oder nach einigen Atemzügen in dieser Position den Kopf auf dem Tool ganz langsam entlang der Schädelbasis auf eine Seite drehen.
- Immer wieder innehalten, um in einen Punkt hineinzuschmelzen, oder dort einen ganz kleinen, kaum sichtbaren Kreis oder eine kleine liegende Acht (Lemniskate) beschreiben.
- Möglich sind auch kleine, schnelle Nickbewegungen an einer Stelle, die einem Schütteln oder Friktionieren gleichkommen. Dem eigenen Gefühl folgen und Varianten machen, die dem Körper jetzt guttun.
- Dann auf der anderen Seite wiederholen. Auf einen ruhigen, feinen,

langen Atem achten. Dann den Dome bzw. Ball entfernen, den Kopf ganz langsam und bewusst auf die Erde zurücklegen und nachspüren.

- Wie fühlt sich die Nackenregion an? Wie fließt der Atem? Und wie ruhig ist Ihr Geist?

Rebound Elasticity

Rebound Elasticity kommt vor allem bei einer schnellen Kraftentwicklung, wie z.B. einem Sprung, zum Zug. Aber auch jedes Bücken und Heben von Gegenständen und das Wieder-nach-oben-Kommen sind ohne Beteiligung der Faszien unmöglich. Faszien können unabhängig von Muskeln kontrahieren und ihre Kraft entfalten. Diese Spannkraft erhalten sie durch die Elastin- und Kollagenfasern. Das Elastin ermöglicht die Verformung und das Kollagen sorgt dafür, dass das Gewebe wieder zurückgestellt wird. Zudem ermöglicht die typische Wellenform eines jungen bzw. gut gepflegten Fasziengewebes eine Ausdehnung und damit auch Speicherung von Bewegungsenergie. Je ausgeprägter diese wellenförmige Struktur ist, desto besser kann eine Faszie elastisch federn.

Im Zuge des Alterungsprozesses schwächt sich diese Wellenform ab und die Speicherenergie verringert sich. Mit einem entsprechenden Reiz und entsprechenden Übungen kann die Spannkraft der Faszien allerdings trainiert und wiederhergestellt werden. Bei dieser Technik geht es darum, in eine der eigentlichen Bewegung entgegengesetzte Vorspannung zu gehen, wie es sich z.B. beim Bogenschießen beobachten lässt.

Kängurus, Antilopen und Gazellen, ihrerseits begnadete Springer, profitieren auch von der Speicherenergie ihrer Faszien – zumal sie kaum Muskelmasse in nennenswerter Menge vorweisen können, um diese bemerkenswerten Sprünge zu bewerkstelligen. Ihre Sehnen und Faszien werden bei einem Sprung wie ein Gummiband vorgespannt. Die so gespeicherte kinetische Energie wird durch das Lösen katapultartig freigesetzt.

Dabei entspricht alles einem physikalischen Prinzip: Die Stärke des Rückstoßes steht im Verhältnis zur Krafteinwirkung. Dieser Effekt erlaubt es den Tieren, sich mit einem Minimum an muskulärer Kraft und sehr energiesparend fortzubewegen.

Möchte man die elastische Qualität der Faszien gezielt ansprechen und die Bodenreaktionskräfte optimal nutzen, kann man das auf zwei verschiedene Arten tun: einerseits durch vorbereitende, möglichst langkettige, schwungvolle Gegenbewegungen und andererseits durch federnde, hüpfende Bewegungen, die möglichst geräuschlos und leise ausfallen sollen, wie bei den japanischen Ninja-Kämpfern. Von Vorteil sind dabei zudem möglichst endgradige (also die Beweglichkeit bis zum maximalen Punkt nutzende) Bewegungen, in denen gefedert wird, sowie Schwünge, wie sie z.B. beim Werfen entstehen. Bei Schwüngen dieser Art wird die Impulsübertragung möglichst proximal (also aus der Körpermitte) ausgelöst; das heißt, es wird vom Rumpf auf die Arme über die ganze Funktionslinie peitschenartig beschleunigt. Die Qualitäten der Schwünge sind: dynamisch – federnd – schwungvoll, wobei möglichst wenig Muskelkraft eingesetzt werden soll, sodass sich eine fließende Eigendynamik entwickelt.

Solche dynamisch-lockeren und schwingenden Bewegungen kennt z.B. der stark rhythmisch angelegte Kundalini-Yoga besonders gut. Dieser Yoga wurde 1969 in den USA von dem aus Indien stammenden Yoga-Meister Bhajan entwickelt. Das System zeichnet sich durch schnelle, schwungvolle und vor allem lang andauernde Bewegungsabläufe aus. Ähnlich wie bei einem Perpetuum mobile, welches, einmal angeschubst, sich von alleine weiterbewegt und die Energie für die Bewegung aus sich selbst heraus generiert.

Bilder für federnde, schwingende Bewegungen sind z.B. »springen wie auf einem Trampolin«, »zurückschnellen wie ein Flummi vom Boden«, »zurückschnellen wie ein Gummiband, das gespannt und dann schnell losgelassen wird«, »zurückschnellen wie eine Metallfeder«, »zurückfedern wie ein elastisches Jo-Jo«, »sich leise und mit einer Leichtigkeit bewegen wie japanische Ninjas«, »wie ein Peitschenschlag«,

»wie ein Schlag auf eine Trommel und zurückfedern«, »beschleunigen«.
Über das Federn werden Elastizität und Festigkeit des Gewebes gefördert und die elastische Speicherkapazität wird erhöht. Je elastischer die Faszien sind, desto mehr Bewegungsenergie können sie speichern und sprungfederartig freisetzen und desto größer ist die Kraft bei weniger Aufwand. Das bedeutet, dass die Bewegungen ökonomisiert werden und weniger Energie verbraucht wird. Die Speicherkapazität des Gewebes erhöht sich und die Bewegungen werden spritzig, leichtfüßig, elastisch-federnd. Diese Art zu üben wirkt tonisierend, macht frisch und weckt auf.

Vorsicht und Kontraindikationen:

Wenn das Gewebe bereits spröde geworden ist und der Körper sich steif anfühlt, das Springen, Hüpfen, Schwingen und Federn langsam und gezielt einführen und Dauer und Intensität langsam steigern. Bei Barfußläuferinnen sind Ermüdungsbrüche aufgetreten, weil die Füße zu schnell, zu lange und zu intensiv belastet wurden.

Praxis – Rebound Elasticity

Ein lockerndes Schütteln kennen Sie sicher von verschiedenen Massagetechniken. Viele schüttelnde Impulse können in einigen *āsana* gemacht werden, um das Gewebe zu lösen. Schwingende Bewegungen lassen sich in stehende und manchmal auch sitzende Haltungen integrieren. Typisch: Vor dem Schwung oder Sprung erfolgt eine Ausholbewegung in die Gegenrichtung. In den Übungs-Videos zum Buch finden Sie verschiedene Übungen für diesen Zugangsweg.

- Im herabschauenden Hund *adho mukha śvanāsana* die Fersen heben, die Knie beugen und zu einigen leichten, spritzigen Sprüngen ansetzen
- und leise landen.
- Mehrmals wiederholen. Den Atem fließen lassen.
- Zum Schluss vom herabschauenden Hund nach vorne in die stehende Vorbeuge *ūttanāsana* springen.

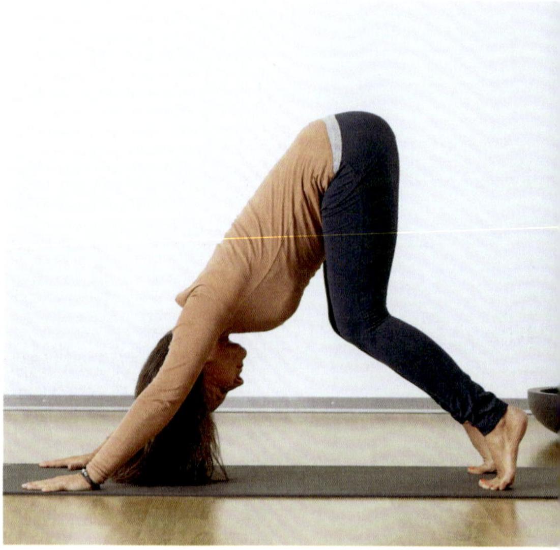

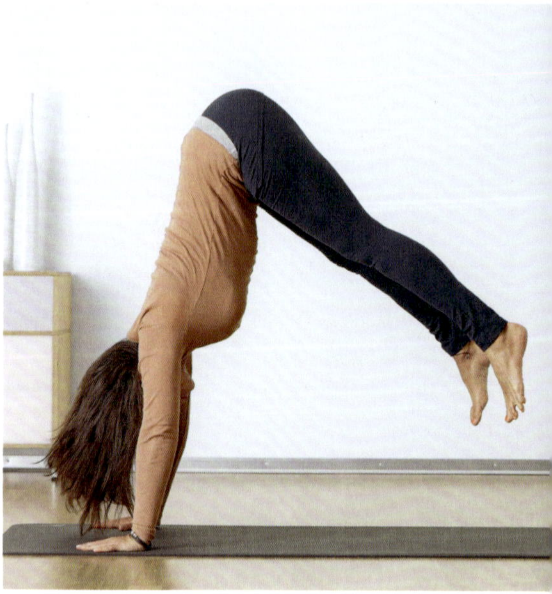

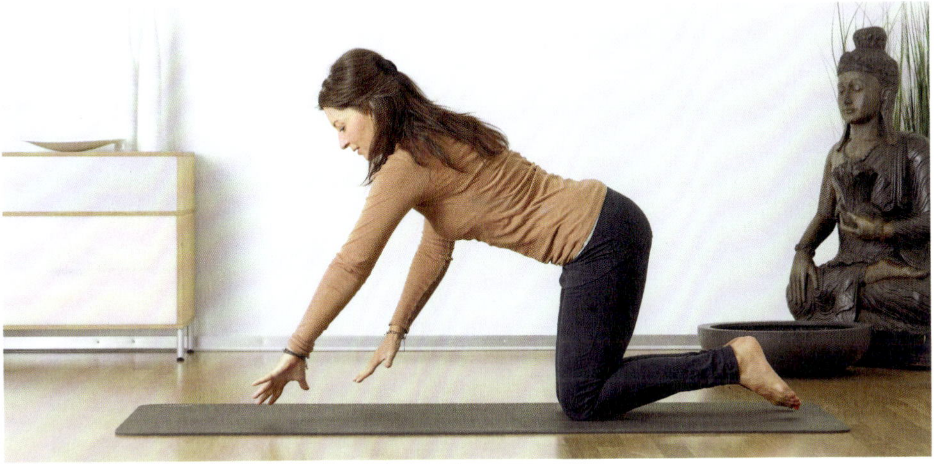

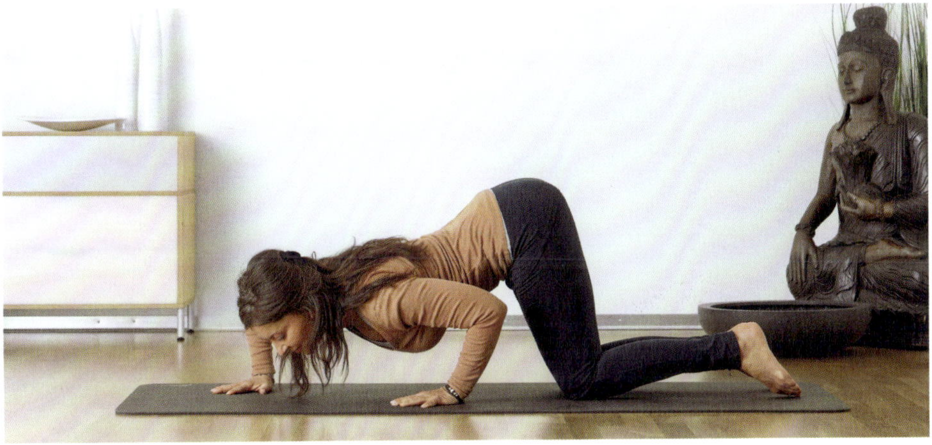

▌ In der Katze *cakravākāsana* die Arme beugen und sich von Boden wegstoßen, weich in immer wieder anderen Handpositionen landen.

▌ Den Atem fließen lassen. Etwa zehn Mal wiederholen. Nachspüren.

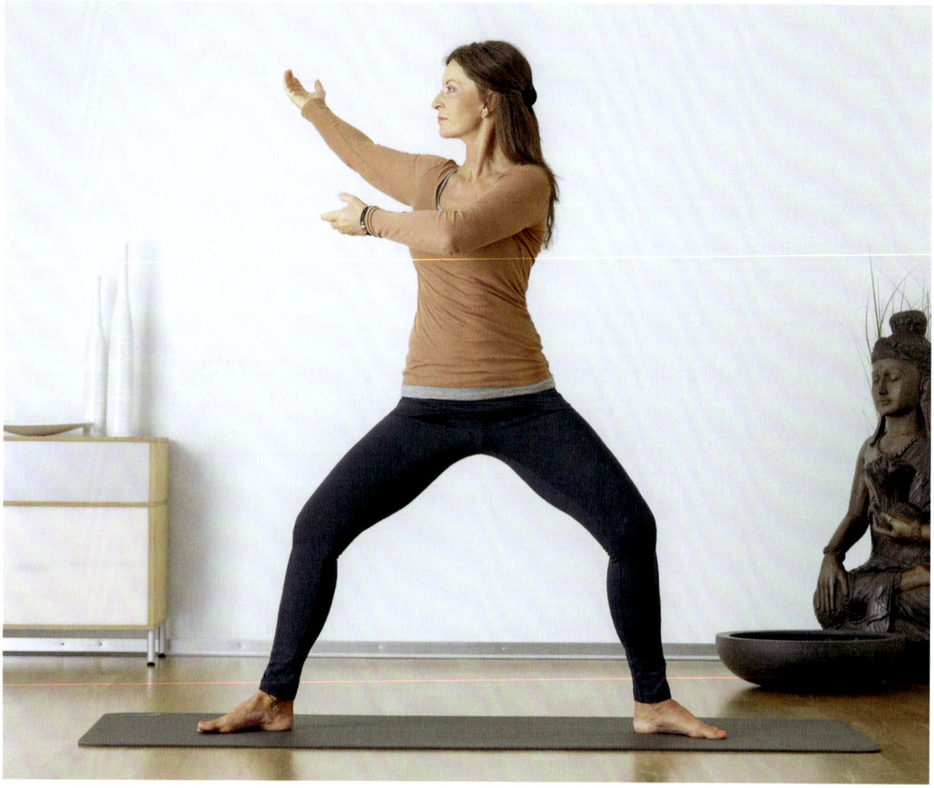

- Kommen Sie in einen stabilen Stand und beginnen Sie, Ihre Arme horizontal von einer Seite zur anderen zu schwingen.
- Achten Sie auf eine lockere, leichte und schwungvolle Ausführung.
- Variieren Sie immer wieder die Höhe der Arme, drehen Sie Ihre Arme mal etwas mehr ein bzw. aus.
- Beschleunigen Sie die Bewegung wie bei einem Peitschenschlag aus Ihrer Körpermitte. Etwa zehn Mal pro Seite wiederholen.

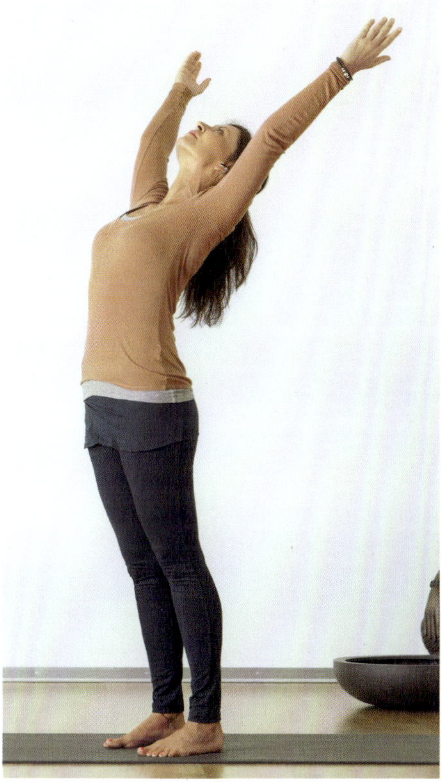

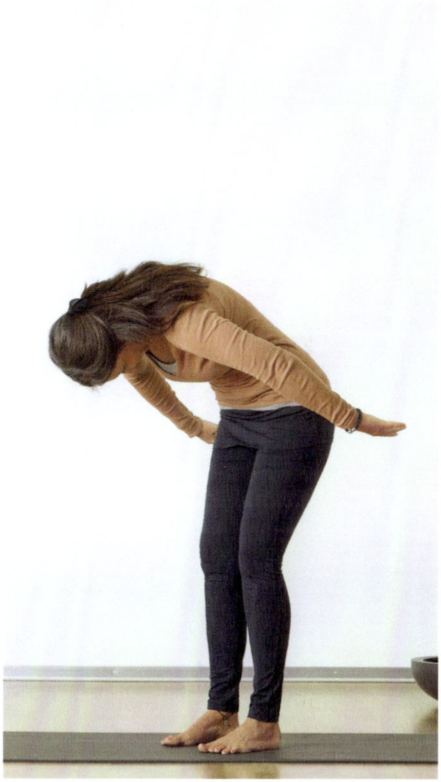

- Heben Sie im Stand Ihre Arme und gehen Sie in eine leichte Überstreckung.
- Spannen Sie sich in Gedanken auf wie ein Pfeilbogen, lassen Sie sich dann nach vorne schnellen und schwingen Sie die Arme seitlich nach hinten.
- Lehnen Sie sich in die Rückenfaszie hinein. Aus diesem Impuls schwingen Sie mühelos wieder zurück in die Überstreckung. Zehn Mal wiederholen. Im Stand nachspüren.

- Stellen Sie sich mit beiden Füßen auf je einen Block.
- Lassen Sie eine Ferse etwas über den Block nach unten hängen und beginnen Sie, federnd zu dehnen.
- Zehn bis zwanzig Mal wiederholen und dann die Seite wechseln.

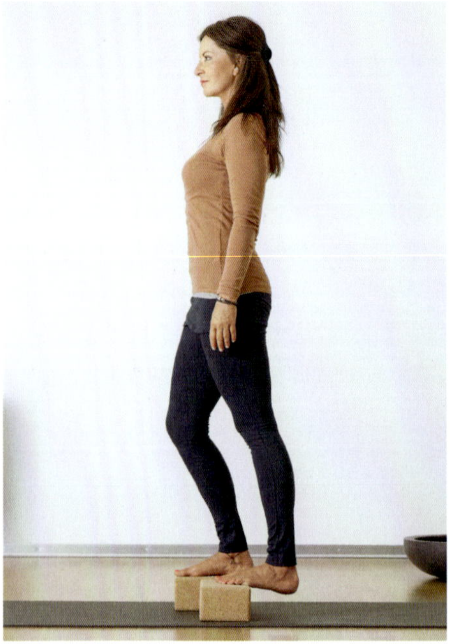

Fascial Stretch

Unser Netz aus Kollagen reagiert auf Druck und Zug und passt sich entsprechend an. Bleiben die Reize allerdings aus, passt sich auch das Gewebe an – es verliert seine Wellenform und die Ausrichtung. Es beginnt, sich unregelmäßig zu verweben, sodass es seine Elastizität und Geschmeidigkeit verliert und verfilzt. Die Fasern der Faszien sind im und um den Muskel herum unterschiedlich strukturiert, angeordnet und ausgerichtet. Sie können parallel, quer oder seriell – also in der Muskelrichtung vorne oder hinten, wie bei den Sehnen – zur Muskelrichtung verlaufen. Um alle Fasern beim Dehnen zu erreichen, müssen wir auf verschiedene Impulse zurückgreifen. Die Ausrichtung der Fasern entsteht durch die Zugrichtung. Damit das Netz sich fest und elastisch

Spannend ist hier die Studie von A. Franklyn-Miller aus dem Jahre 2009: Bei narkotisierten Patienten wurde eine Dehnung für die Oberschenkelrückseite durchgeführt. Dabei interessierte das Forscherteam insbesondere, wie stark und bis in welche Bereiche sich die Dehnspannung über das fasziale Netz bemerkbar macht. Hier die überraschenden Daten der Dehnspannung in den verschiedenen umliegenden Strukturen: Oberschenkelrückseite 103%, Achillessehne 100%, Plantarfaszie 26%, Kontralaterale Lumbalfaszie 45%, Ipsilaterale Lumbalfaszie 145%, Tractus Illiotibialis 240%. Dabei wird deutlich, dass sich die Dehnspannung faszial überträgt.

erneuern kann, braucht es Zug aus verschiedenen Richtungen. Erinnern wir uns an die verschiedenen Rezeptoren (Golgi, Ruffini, Pacini, Interstitielle) und daran, dass sie auf unterschiedliche Stimuli und Reizschwellen reagieren (vgl. den Abschnitt *Sinnesorgan Faszien* im Kapitel *Grundlegende Anatomie und Physiologie der Faszien*). Was wir dort erfahren haben, erklärt uns, warum es ratsam ist, verschiedene Dehnmethoden in die Praxis zu integrieren. Die Zauberformel lautet einmal mehr: Vielfältig und variantenreich üben!

Bei Fasziendehnungen wird über möglichst lange myofasziale Ketten gedehnt, um dadurch viele fasziale Anteile der umliegenden Muskeln zu erreichen. Denn wie wir bereits erfahren haben, entfaltet ein Muskel seine Wirkkraft nicht nur lokal, sondern durch den faszialen Spannungsverbund mit anderen Muskeln auch weit darüber hinaus. Jede Dehnung wirkt im gesamten Spannungssystem und es geht darum, sie von einer Position aus in verschiedene Richtungen innerhalb des Fasziennetzes möglichst weit erfahrbar werden zu lassen. Innerhalb der Dehnung werden zudem multidirektionale Varianten angewendet, die durch kleine Winkelveränderungen eine Veränderung der Zugspannung bewirken, wodurch andere myofasziale Anteile stärkere Dehnimpulse erfahren (z.B. spiralförmige, diagonale oder seitliche Modifikationen). Ziel ist es, die gesamte Scherengitterform der Faszien zu erreichen. Widerstände können sich lösen, die Geschmeidigkeit nimmt zu und der Bewegungsspielraum erweitert sich. Da jeder Mensch in seiner Körperstruktur vom Leben anders geprägt wurde, hat sich sein Fasziennetz individuell ausgebildet. Auf dieser Grundlage ist es sinnvoll, sich neugierig und forschend auf die Suche danach zu machen, welche Variante in einer Position am meisten Dehnung bringt. Diese Art des Praktizierens führt dazu, dass jeder Mensch seine āsana ganz individuell an die Bedürfnisse anpasst.

Beim Fascial Stretch können wir aus der Vielfalt des Dehnens schöpfen. Es gibt verschiedene Dehnmethoden, von denen jede unterschiedlich auf die Faszien wirkt. Sinnvoll ist es, möglichst viele dieser Methoden in die Yoga-Praxis zu integrieren, um variantenreiche Impulse an das Fasziennetz zu geben.

Global Stretch: Das myofasziale Netz kennt keinen Anfang und kein Ende. Es verläuft muskelübergreifend und zieht von einem Körperende zum anderen, von Kopf bis Fuß. Deshalb empfiehlt die moderne Faszienforschung, statt einzelne Muskelgruppen isoliert zu dehnen, den Fokus darauf zu legen, möglichst lange myofasziale Ketten (Faszienlinien) zu erreichen. Es werden also Ganzkörper-Dehnpositionen gewählt, die über mehrere Gelenke hinweg ziehen und die langen Faszienlinien ansprechen.

Melting Stretch: Hier wird die Dehnposition über längere Zeit gehalten und nach und nach vertieft. Man schmilzt in die Dehnung hinein, findet sich mit räkelnden Bewegungen immer tiefer ein und sinkt nach. Eine möglichst endgradige Dehnposition suchen und dann langsam, schmelzend und innerlich räkelnd nach kleinsten Änderungen in der Zugrichtung oder im Winkel der Dehnung suchen. So wird das ganze Fasernetz dreidimensional angeregt. Wird eine Position regungslos in einer Zugrichtung gehalten, werden nur diese spezifischen Fasern stimuliert. Alle anderen Fasern rundherum bleiben dann vernachlässigt. Beim Melting Stretch wird der Parasympathikus aktiviert, der eine Entspannung hervorruft. In der Folge werden Atmung, Herzschlag, Blutdruck und Puls gesenkt.

Dynamic Stretch: Statische Dehnungen reichen für Sehnen nicht aus. Diese können – trotz guter Beweglichkeit – spröde und unelastisch sein. Um die elastische Spannkraft der Sehnen zu fördern, ist es sinnvoll, achtsame, dynamische Impulse in die Haltungen zu integrieren, wie z.B. Federn, Hüpfen, Wippen. Im Gegensatz zu den statischen Dehnungen werden die Dehnungen hier weich und elastisch mit einer hohen Konzentration und Achtsamkeit ausgeführt und mit einem bewussten Atem begleitet. Dabei werden sowohl schnelle wie auch langsam federnde Dehnimpulse gesetzt. Darüber hinaus raten die Forschenden dazu, die Bewegungen zu variieren und nicht immer in der angeblich »korrekten« Position auszuführen. Das bedeutet, dass wir die Haltungen immer wieder mit wohldosierten Winkelvariationen beleben sollen, um das körperweite Fasziennetz miteinzubeziehen. Beim variantenreichen Üben suchen wir immer wieder unbekannte Zugdehnungen. Die Faszien lieben es, in alle möglichen Richtungen diagonal gedehnt zu werden.

Active Loaded Stretch: Die sogenannte aktiv geladene Dehnung stimuliert das muskuläre Fasziengewebe umfassend. Dabei wird die gedehnte Muskulatur zusätzlich angespannt. Katzen und Hunde machen es uns täglich vor. Ihre Art der Dehnung unterscheidet sich von einer passiven Dehnung dahingehend, dass sie z.B. ihre Pfoten aktiv in die Erde hineinschieben und im Körper eine Gegenbewegung, eine Verlängerung suchen, die sie dann mit kleinsten Bewegungsvariationen vertiefen. Dieses Prinzip können wir auf viele Yogahaltungen übertragen. Bei der aktiven Dehnung suchen wir eine innere Aufspannung bzw. Verlängerung zwischen zwei Polen und spannen die zu dehnende Muskulatur dabei kurzzeitig an. Mit dem Lösen der Muskulatur kann die Dehnung vertieft und so eine Erweiterung der Dehngrenze erfahren werden.

Vorsicht und Kontraindikationen:

Die verschiedenen Dehntechniken verfolgen unterschiedliche Zwecke und dienen den physiologischen Bindegewebstypen auf verschiedene Weise: Sehr bewegliche Schlangenmenschen mit einem weicheren Bindegewebe sollten sich zurückhalten bei endgradigen, intensiven Dehnimpulsen und mehr auf Varianten setzen, die eine Kraftkomponente beinhalten. Auch in der Schwangerschaft zu intensive Dehnungen vermeiden, da das Gewebe hormonell weicher wird. Nach der Schwangerschaft können sich infolge dieser Übungen schmerzende Gelenkinstabilitäten mehren.

Wie lange sollen Dehnungen gehalten werden?

Die Faszienforschung deutet eher auf dynamische, aktiv-geladene, räkelnde Dehnmethoden hin als auf lange, statisch gehaltene Dehnpositionen. Eine Beweglichkeitssteigerung ist bis zu 45 s Haltedauer messbar. Längeres statisches Dehnen bringt keine weitere Verbesserung der Beweglichkeit und wirkt sich nur hinsichtlich Entspannung und Verformbarkeit (creep) des Gewebes aus. »Dieser erworbene Dehnrückstand relativiert sich allerdings bereits in den ersten 2–3 min nach der Dehnung und ist nach 2 h vollständig auf das vorherige Niveau zurückgegangen.« (G. Slomka, Faszien in Bewegung, 2014)

Bei einer statischen Muskelarbeit, sowohl bei Dehnung wie auch bei Kraft, die über 10 Sekunden dauert, verschlechtert sich zudem die Nährstoffzufuhr der Muskulatur über das arterielle System, weil sich einige Kapillaren verschließen. Auch die Zirkulation in der Grundmatrix verschlechtert sich, was eine Konsequenz für die Nährstoffversorgung des Gewebes hat.

Die Wikinger-Typen unter Ihnen können den schmelzenden, endgradigen Techniken Vorzug geben. Grundsätzlich gilt für alle Übungen: Achtsam und gefühlvoll in intensive bzw. federnde Dehnerfahrungen gehen.

Praxis – Fascial Stretch

Viele Varianten des Dehnens können Sie in die meisten āsana integrieren, um sie »faszialer« auszuführen und Ihr Bindegewebe dazu zu animieren, sich neu zu ordnen und auszurichten. Dabei heißt es: Raus aus der Routine und dem Gewohnten und auf zu vielfältigen, neuen Impulsen. In den Übungs-Videos bekommen Sie verschiedene Ideen, wie Sie diese sinnvollen Dehnungen einsetzen können.

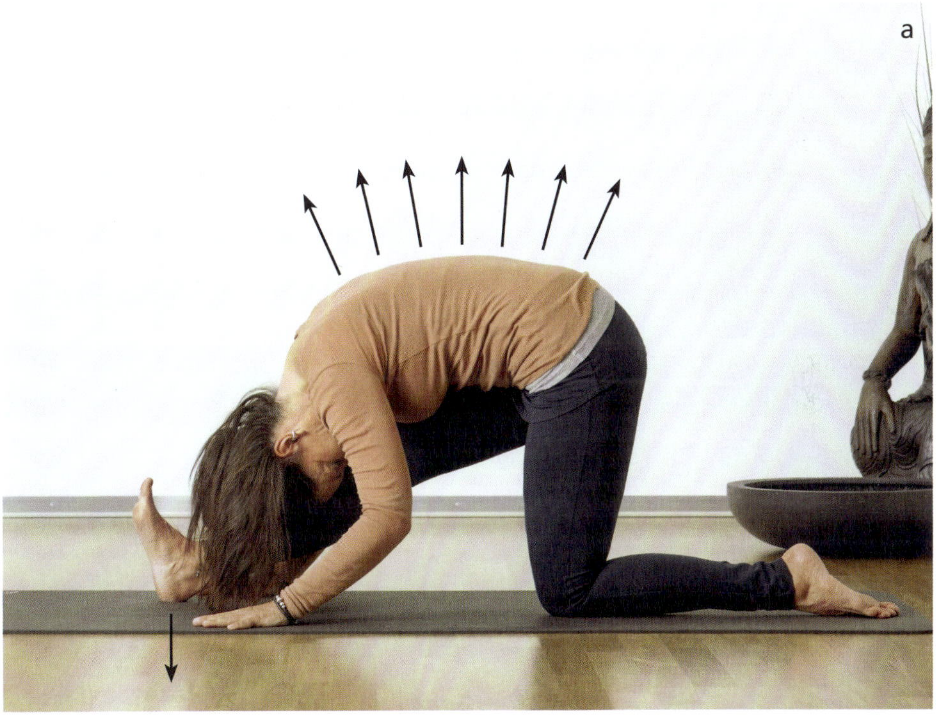

▌ In das kniende *ardha hanumānāsana* kommen.

▌ a) Die Zehen des rechten Beines ranziehen, Knie strecken, den Rücken runden, den Kopf einrollen.

▌ Einige Atemzüge verweilen, dann als Variante die Ferse kraftvoll in die Erde drücken und sich aktiv in die gesamte Rückenlinie hineinlehnen.

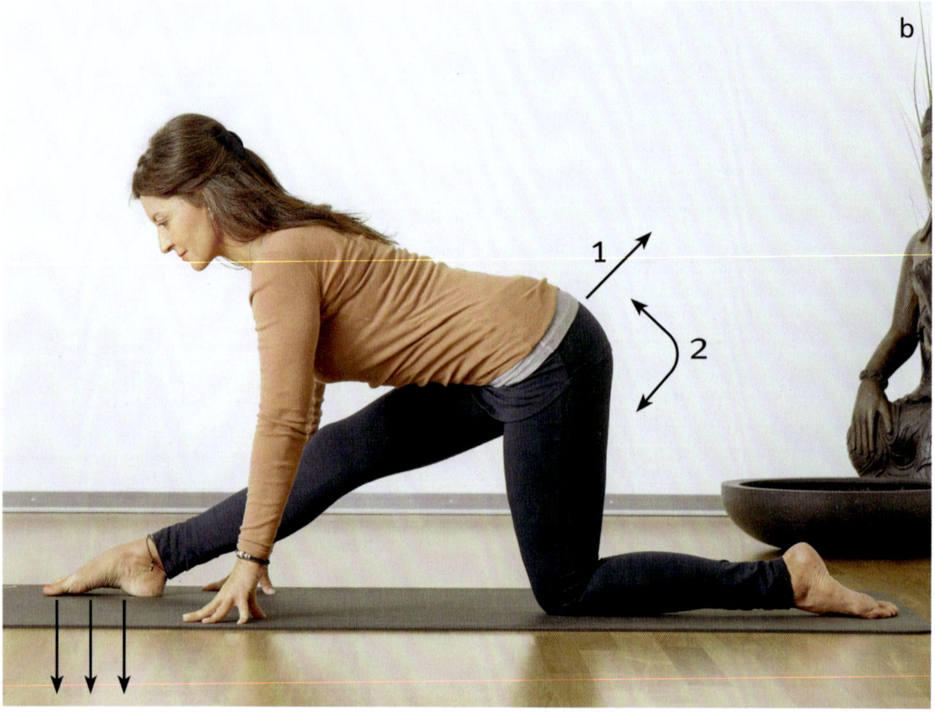

b) Die Zehen des rechten Beines strecken, die Sitzbeinhöcker, Scheinwerfern gleich, hinten aufstellen (Pfeil 1), den Rücken strecken, in die Dehnung sinken.

Als Variante den Fuß in den Boden schieben und das Becken ganz langsam von einer Seite auf die andere schwenken (Pfeil 2).

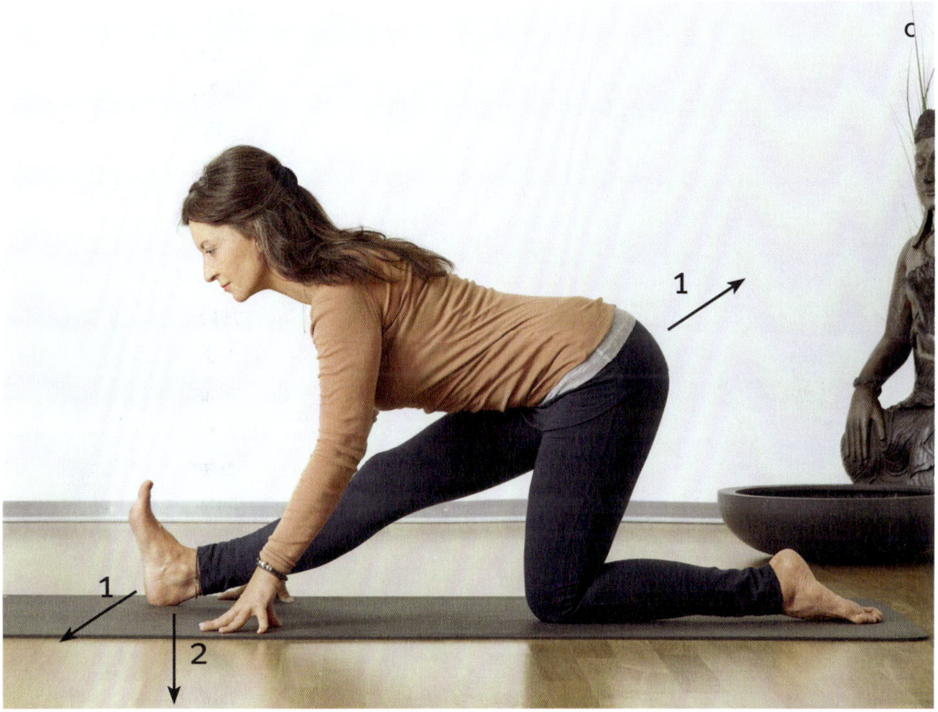

c) wie b), nur mit Flex Fuß (Zehen ranziehen). Das imaginäre Gummiband zwischen Ferse und Sitzbeinhöcker aktiv auseinanderspannen (Pfeil 1).

- Die gedehnte Muskulatur aktiv anspannen, indem Sie die Ferse kraftvoll in den Boden drücken (Pfeil 2).
- Einige Atemzüge gelassen weiteratmen, dann die Spannung lösen. Später achtsam in die Dehnung hineinfedern.

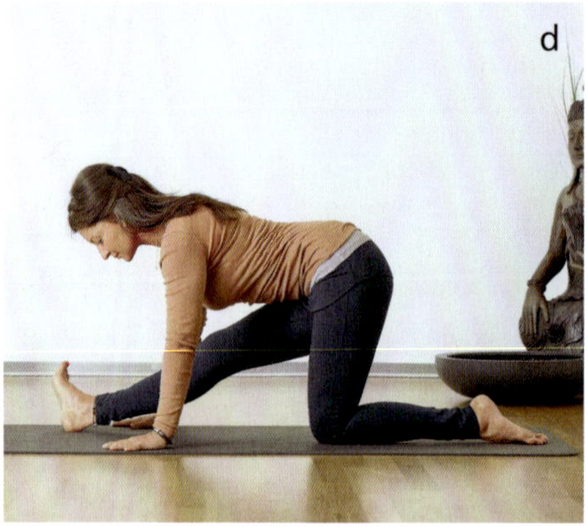
d

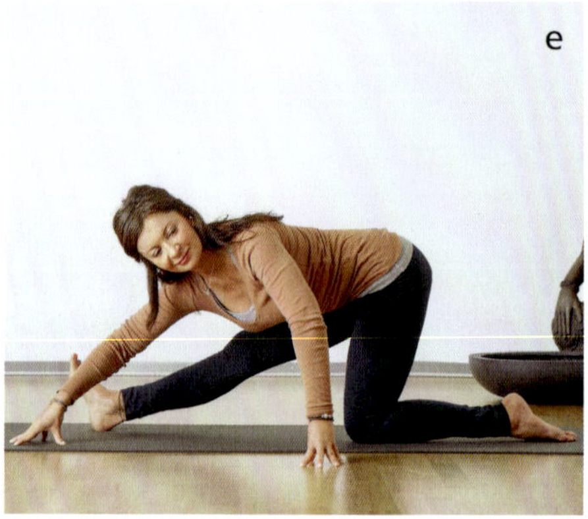
e

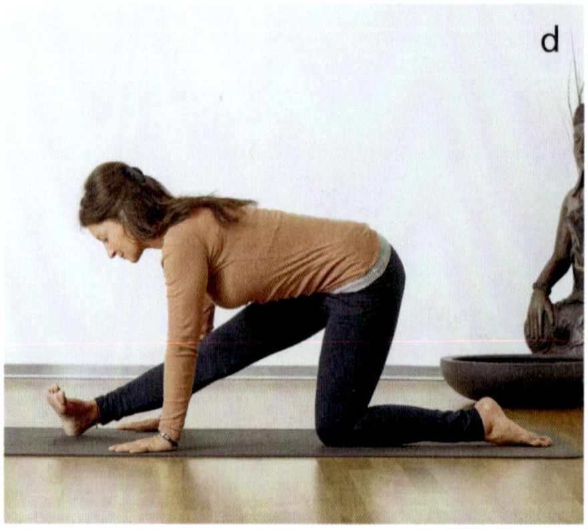
d

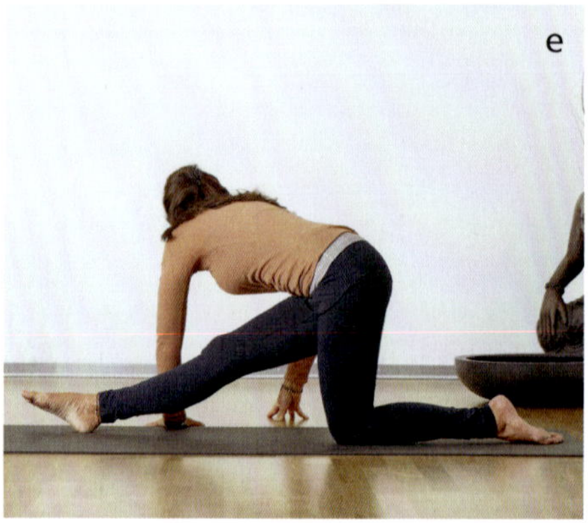
e

▪ d) wie c), doch hier den Oberschenkel in eine Außenrotation bzw. Innenrotation bringen (hineinschmelzen, federn, das Becken seitlich bewegen, Ferse drücken, Zehen beugen und strecken (= flex und point)).

▪ e) Alle vorherigen Varianten sind möglich, dazu zusätzlich den Oberkörper außen bzw. innen am Bein absenken.

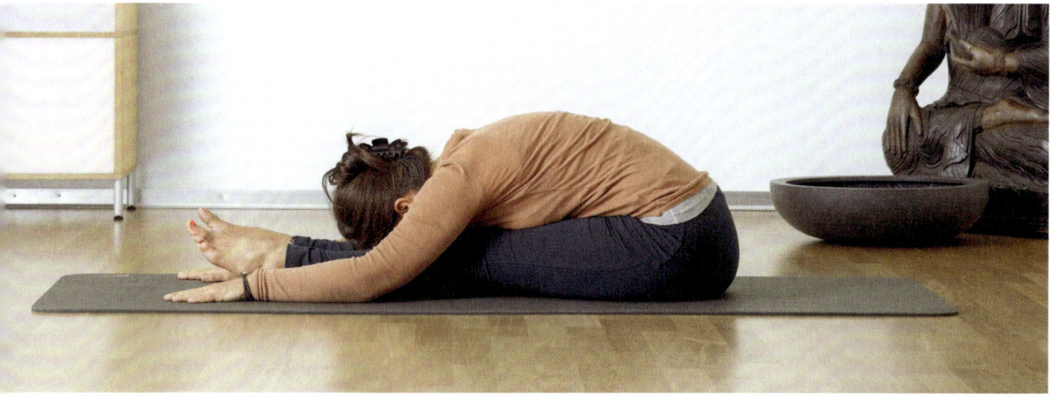

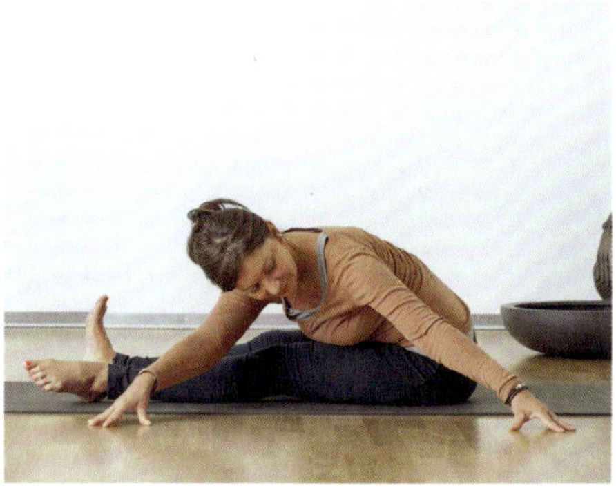

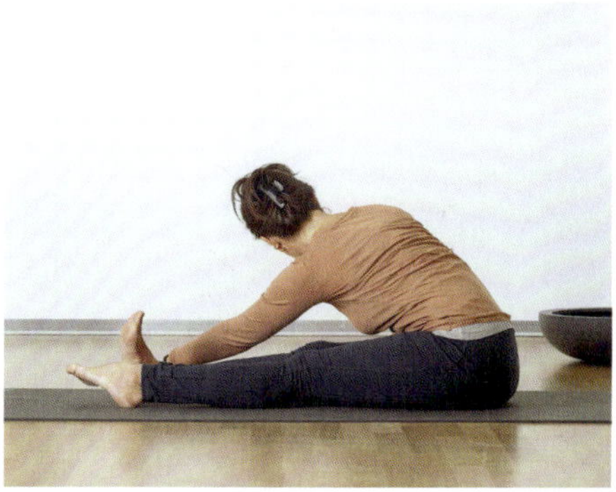

▮ In der sitzenden Vorbeuge *paścimottānāsana* mit den verschiedensten Dehn-Varianten und -Kombinationen experimentieren und nach neuen Dehnerfahrungen suchen:

▮ Fuß flex oder point, Becken gekippt oder aufgerichtet, Rücken gerade oder rund, Beine ein- oder ausgedreht, Oberkörper zentriert über die Beine oder off-center, d.h. mit seitlichen Varianten, statisch-schmelzend, mit feinsten Mikrobewegungen, dynamisch federnd.

Achten Sie bei allen Techniken darauf, ruhig, langsam und achtsam zu üben und den Atem frei fließen zu lassen. Die Gefahr bei diesen vielen Varianten und Bewegungen besteht darin, dass durch die Vielfalt eine gewisse »Hektik« aufkommt. Machen Sie eine Variante, suchen Sie einen faszinierenden Dehnimpuls und verweilen Sie zwei, drei Atemzüge, bevor Sie dann die Position leicht verändern. Und auch da verweilen Sie wieder einige Atemzüge.

Fluid Refinement

Durch unsere Bewegungsgewohnheiten steht uns mit der Zeit nur eine eingeschränkte Auswahl an Bewegungen zur Verfügung. Dies führt zu festgefahrenen Bewegungsmustern, die den Körper beanspruchen. Das kann lange kompensiert werden, doch irgendwann reagiert der Körper darauf mit Verspannungen oder Schmerzen. Die neue Faszienforschung hat belegt, dass das Fasziennetzwerk unser größtes Sinnesorgan ist. Unser Bindegewebe ist übersät mit Wahrnehmungsfühlern, die uns mit sensorischen Informationen über die Welt und darüber, wie wir zu ihr in Beziehung stehen, versorgen. Es ist auch diese sinnliche Erfahrung, die es uns erlaubt, dass wir uns so bewegen können, wie wir es tun. Was passiert, wenn dieser Sinn ausfällt, zeigt die erwähnte Dokumentation über Ian Waterman (vgl. S. 48).

Der Körpersinn kann nur über bewusstes Spüren verfeinert werden. Für die Praxis und für die Entwicklung des Körpersinnes bedeutet das, dass es essenziell ist, während der Übungen präsent zu sein und die Bewegung mit möglichst vielen Sinnen und in vollem Gewahrsein zu erleben. Für unsere Wahrnehmung und Feinkoordination ist es wichtig, immer wieder neue Reize zu bekommen. Deshalb geht es beim Fluid Refinement (auch Sensory Refinement oder Proprioceptive Refinement genannt) um die achtsame und bewusste Wahrnehmung von Bewegung und das sinnliche Erleben, mit dem Ziel, die Körperwahrnehmung zu verfeinern. Mit sogenannten Mikrobewegungen wird das eigene Bewegungspotenzial in verschiedenen Haltungen achtsam erforscht und erweitert. Blinde Flecken können behutsam bewusst gemacht werden und das Körperbild verfeinert sich mit den räkelnden Bewegungen allmählich. Mikrobewegungen erfordern Achtsamkeit, Geduld und Feingefühl. In den Haltungen entstehen sie als Antwort auf ein achtsames Horchen auf innere Impulse und erlauben es, in die äußere Form hineinzufließen und sich auszudehnen. Fluid Refinement ist also alles andere als ein festgelegtes Bewegungskonzept. Vielmehr geht es darum, mit allen Sinnen in den jeweiligen Moment einzutauchen, dem Körper zu lauschen und immer wieder neue, frische und vielfältige Impulse entstehen zu lassen. Die Wahrnehmungsübungen schärfen den Körpersinn, indem jede kleinste Bewegung und Änderung achtsam und genussvoll begleitet wird. Die Bewegungskoordination verfeinert sich, ganz ähnlich, wie wenn Sie ein neues Instrument spielen lernen.

Vorsicht und Kontraindikationen:

Weil jede Bewegung aus einer achtsamen Verbindung mit der Atmung und inneren Impulsen entsteht, gibt es keine Einschränkungen. Für die Lehrperson geht es darum, einen Raum zu schaffen, in dem sich die Praktizierenden erfahren und ihre Sensomotorik schulen können. Besonders nachhaltig ist Lernen dann, wenn es von innen nach außen erfolgt und das innere Erleben dabei im Vordergrund steht. Durch spontane, aus dem Augenblick heraus entstehende Bewegungen findet nach und nach ein Abbau selbst auferlegter Grenzen oder Konzepte statt. Neue Denk- und Handlungsalternativen können sich eröffnen und geben Gelegenheit zu mehr Eigenständigkeit und Verantwortung. Diese Art des Lernens ist organisch, spontan, individuell und orientiert sich am sinnes- und experimentierfrohen Lernen. Inspiriert wird es durch Neugier, Lust und die Freude an Überraschungen. Dabei sollte der individuelle Prozess durch die Lehrperson gefördert werden, ohne ihn in eine bestimmte Richtung zu lenken. Durch diese Freiheit kann sich für die Praktizierenden eine Vielfalt an Möglichkeiten entwickeln, Bewegungen neu entstehen zu lassen, die das gesamte fasziale Gewebe neu ordnen. Das Ergebnis ist eine individuelle, koordinierte und integrierte Haltung, die sich durch Mühelosigkeit, Leichtigkeit und eine natürliche Atmung auszeichnet.

Praxis – Fluid Refinement

Diese Technik können Sie in jedem āsana machen. Mit Mikrobewegungen können Sie in jeder Haltung auf eine innere Entdeckungsreise gehen. Sich in jedes āsana hineinräkeln , sich hineinkuscheln und innere Räume weiten.

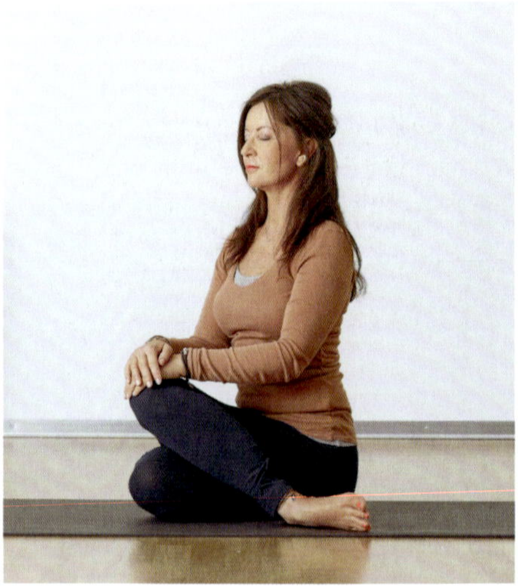

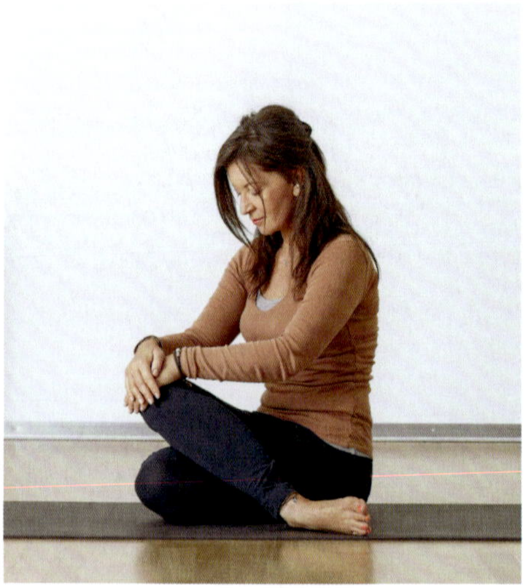

- Finden Sie sich in *gomukhāsana* ein, rechtes Bein über dem linken.
- Sinken Sie mit Ihrer Wahrnehmung in Ihren Körper. Begleiten Sie Ihren Atem mit Ihrer Aufmerksamkeit.
- Nehmen Sie die Atembewegungen in Ihrem inneren Raum wahr. Wenn Sie den Atem bis in den Bauch ausdehnen, können Sie vielleicht wahrnehmen, wie das Becken auf die Zwerchfellbewegung antwortet und leicht hinter und wieder auf die Sitzbeinhöcker rollt.
- Lassen Sie so kleinste Bewegungen in Ihrem Inneren entstehen, wie bei einer Lavalampe.

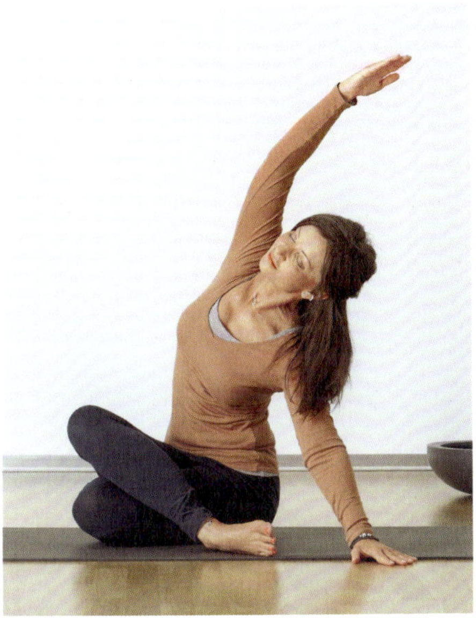

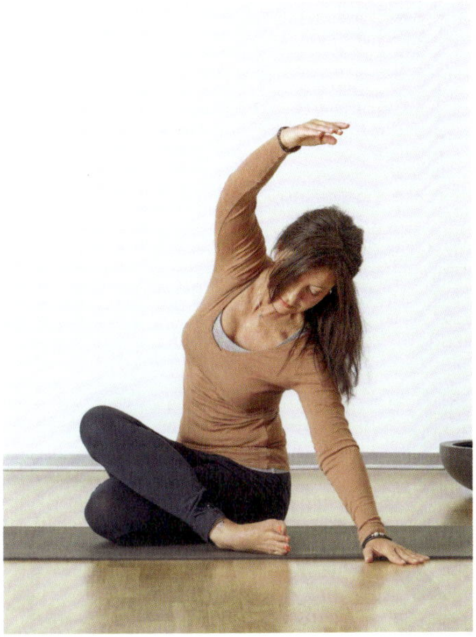

▪ Als Variante den rechten Arm anheben und sich zur Seite neigen. Sich in diese Seitneigung hinein entspannen und diese neue Form erforschen mit räkelnden Bewegungen.

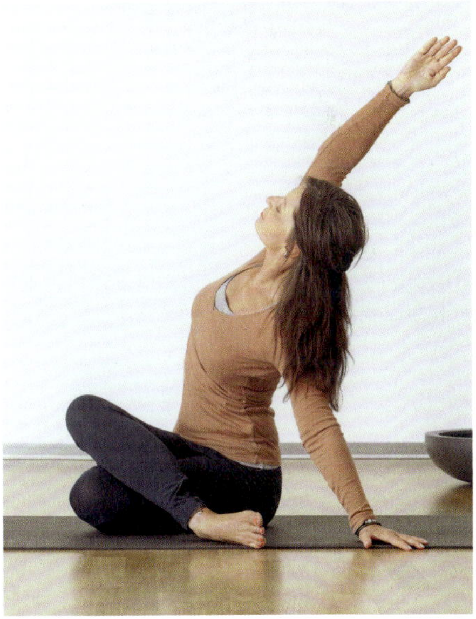

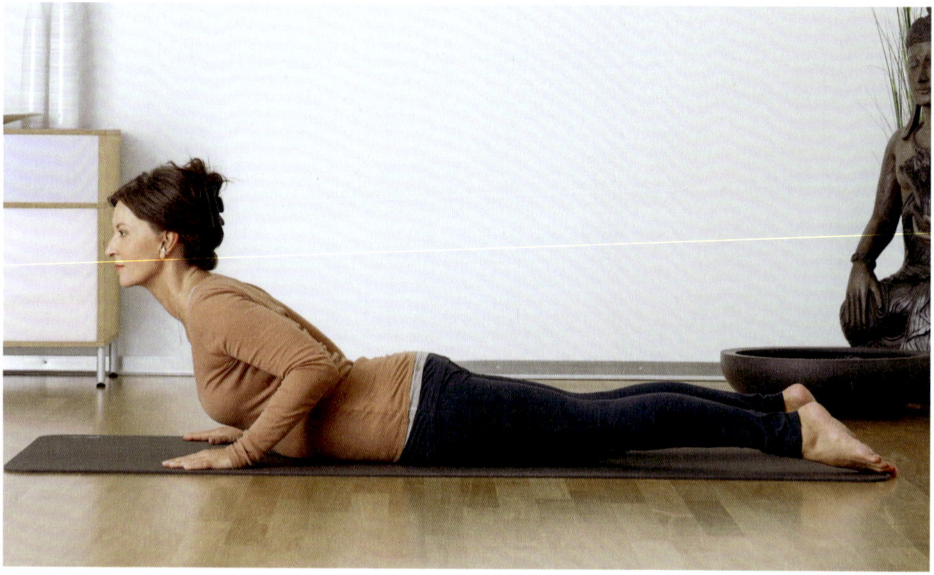

- Aus der Bauchlage den Oberkörper langsam anheben in die Kobra *bhujaṅgāsana* und die Schultern dabei nacheinander zurückkreisen.
- Den Kopf entspannt in die Bewegung integrieren. Eine freie, schlängelnde Bewegung entstehen lassen.
- Den Atem frei strömen lassen, so wie er Sie gerade optimal unterstützt.
- Mehrmals wiederholen, indem Sie den Oberkörper senken und heben.
- Sich dann in der Kobra einfinden und mit kaum sichtbaren Mikrobewegungen den inneren Raum erforschen.

So weit die vier klassischen Zugangswege, die die Faszienforschung empfiehlt. Im Folgenden finden Sie fünf Erweiterungen bzw. Differenzierungen, die ich in der Yoga-Praxis als eine sinnvolle Ergänzung erfahren habe und die sich im Yoga anbieten.

Sounding

»Sounding« bedeutet »tönen« und nutzt Ton- und Klangimpulse als Möglichkeit, das Gewebe durch die Vibration, die beim Tönen entsteht, von innen zu lösen und neu auszurichten.

Seit meiner Kindheit habe ich eine ganz besondere Beziehung zur Musik. Sie ist meine emotionale Heimat, Zufluchtsort und Antrieb gleichermaßen. Neugierig lauschte ich nach den Dingen, die nicht gesagt wurden oder keinen anderen Ausdruck fanden als in der Musik. Schon bald war ich interessiert am Ausdruck über die Bewegung, an Philosophie, an Psychologie, Spiritualität und Heilung. Wie kann Musik heilen? Wie kann ich das mit meiner Sprache unterstützen? Wie kann ich das Heile, das Heilige über die Bewegung sichtbar machen? Wie kann ich über die Bewegung heil werden? Nach vielen Jahren des kreativen Ausdrucks über den Körper und verschiedene Musikprojekte entdeckte ich meine eigene Stimme. Die Töne ließen mich direkt und unmittelbar reine Vibration werden. Dieses Erlebnis brachte mich nicht nur ins Staunen. Es ließ mich auch zu einem Klanginstrument werden und mich Räumlichkeit erfahren in Körper, Geist und Herz. Ganz selbstverständlich entfaltete sich auf dieser Reise die Stille. Und dort das Eintauchen in mein Sein, meinen Ursprung.

Seither experimentiere ich mit Klängen in meinen Yogastunden. Zu Beginn waren es Mantras. Bis ich merkte, dass bei der Rezitation der Mantras, auch wenn sie hingebungsvoll gechantet werden, der »Kopf« immer noch involviert ist bzw. diese Mantras eine Reproduktion von alten Worten und Melodien waren und nichts, was dem eigenen Herzen entsprang. Ich spürte, dass noch ein weiterer Aspekt dazukommen konnte, wenn etwas aus dem kreativen Moment als Impuls aufstieg. Dieser Spontaneität wollte ich mehr Raum geben. So habe ich zum Tönen gefunden. Dabei erfahre ich durch Klänge Heilung an Körper und Seele sowie eine tiefe Verbundenheit mit der Quelle, mit der Urkraft des Universums.

Beim Sounding können wir über den Atem und die Resonanz unserer Stimme im Körper neue Räume entdecken. Der Klang berührt tief im Inneren, er bewegt und verwandelt. Das Tönen ermöglicht über das hörende und spürende Erleben eine zutiefst berührende Erfahrung, die Körper und Geist stärkt und entspannt.

Mit einfachen Klangimpulsen (Vokalen oder frei gesungenen Klangsilben) können sich innere Resonanzräume öffnen, jede Körperzelle kommt in Vibration, sodass sich die Schwingungen ausbreiten können. Die Klangvibrationen zentrieren den Geist, harmonisieren die Energie des Körpers und entspannen ihn, stärken die inneren Ressourcen und aktivieren die Selbstheilungskräfte des Körpers.

Der Vorsokratiker Heraklit sagte: »panta rhei – Alles fließt«, Rudolf Steiner sagte: »Alles Leben ist Rhythmus«, Ram Dass formulierte: »Alles Leben ist Tanz«, die moderne Physik sagt es noch direkter, genau wie die alten Tantriker der Spanda-Tradition: »Alles ist Schwingung.« Das englische Wort »sound« heißt »Klang« und meint auch »gesund« und »heil«. Alles fließt in Wellen. Wenn wir in unserem Alltagsbewusstsein unterwegs sind und etwas erreichen wollen, z.B. eine befahrene Straße überqueren, um im kleinen Biomarkt gegenüber etwas zu essen zu kaufen, ist das Bewusstsein linear und zielgerichtet. Das ist gut, wenn Sachen schnell gehen müssen. Unser Feld, unser Körper ist dann aber sehr dicht. In diesem Zustand ist kein Raum, in dem sich etwas weiten kann. Es gibt keinen Platz für neue Erfahrung, wenn wir dicht bleiben. Über Dichte (Stress, Spannung, Tempo) kommt keine neue Information herein, Energie kann nicht fließen.

Klang ist ein schneller und direkter Weg, um Dichte aufzulösen. Töne sind aufgrund ihrer physikalischen Eigenschaften in der Lage, Ungeformtes oder Dichtes in eine natürliche Ordnung überzuführen. Klang ist innere Vibration. Über weiche Bewegungen und Klang können wir die Dichte in unserem Körper, in unseren Zellen auflösen und so empfänglich werden für das, was es braucht, um Heilung zu erfahren. Dann kommen wir zurück in die Form – genährt und mit der Information, die der Körper braucht.

Wir leben in einer Kultur bzw. Gesellschaft, die sehr viel denkt. Das Denken steht oft über dem Fühlen. Verstehen Sie mich nicht falsch, das Denken ist wichtig. Das Gehirn ist ein ganz wunderbares Instrument, wenn es darum geht, all die vielen unbewussten Prozesse in unserem Körper zu koordinieren, was uns letztendlich ein fühlendes Sein ermöglicht. Für die spürende, fühlende Erfahrung ist das Denken allerdings hinderlich. Wenn das Denken beginnt, sich zu drehen (Patañjali, der Verfasser des Yogasūtra, nennt das »*citta vṛtti*«), ist es nicht im Körper verankert und es lässt uns unruhig, fahrig und nervös werden. Viele von uns sind dann zwar physisch »da«, aber nicht wirklich anwesend, nicht präsent, nicht verkörpert. Veit Lindau, Heilpraktiker, Teacher und, wie er sich selbst bezeichnet, »Cultural Provocateur«, sagt es noch etwas krasser: »Nicht jeder, der geboren wird, hat sich bereits für das Leben entschieden.«

Die Quantenphysik bestätigt, dass alles mit allem verbunden ist – etwas, was bereits die alten Mystikerinnen und Yogis aus ihrer eigenen Erfahrung beschrieben haben. Über den Atem, das Tönen und die feinen Mikrobewegungen können wir unser Gehirn gedanklich in den Körper hineinschmelzen und so zu einem Instrument für die Körperwahrnehmung werden lassen. Atmend und tönend tauchen wir ein in die Erfahrung unseres Körpers auf einer ganz zellulären Ebene. Wir geben Atem- und Klangimpulse in unseren Körper hinein und lauschen der inneren Antwort. Die feinen, inneren Bewegungen, die sich daraus spontan entwickeln, sind authentisch und folgen keiner festgelegten Struktur. Es ist nichts falsch oder verboten. So können wir uns Körperregionen zurückerobern, die wir lange nicht mehr belebt und berührt haben. Dies eröffnet uns die Möglichkeit, Verbundenheit und Einheit körperlich zu erfahren.

Praxis – Sounding

Tönen, um den inneren Raum durchlässiger zu machen, ist in vielen *āsana* möglich.

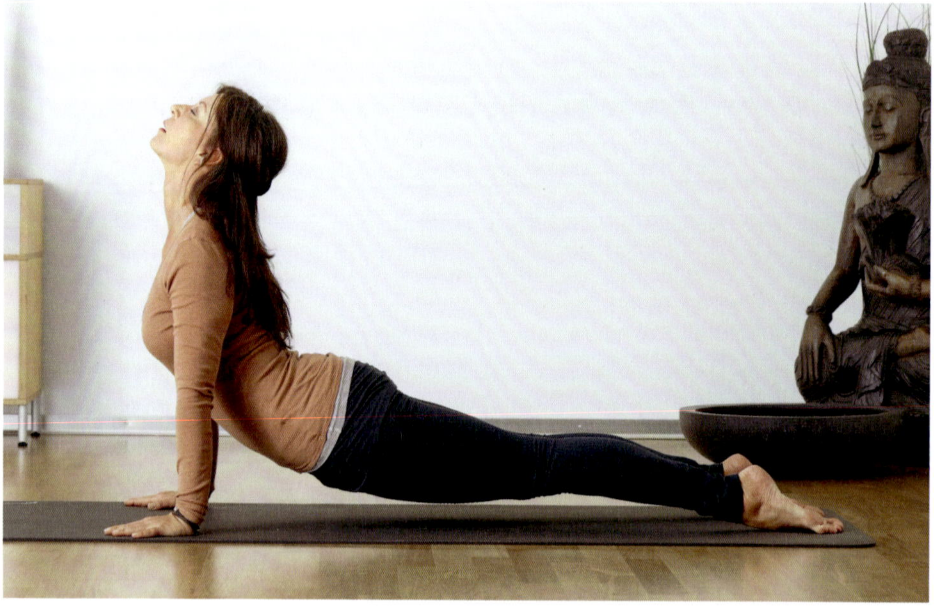

- Im nach oben schauenden Hund *urdhva mukha śvanāsana* in den Herzraum einatmen und sich »aaa« tönend im Raum ausdehnen.

Entspannung und Atem

An uns werden heute ganz andere Anforderungen gestellt als an die Menschen früherer Zeiten, und die Eindrücke, die es zu verarbeiten gilt, sind um ein Vielfaches gestiegen. Die Art und Weise, wie wir Stress körperlich verarbeiten, ist immer noch die gleiche wie vor Jahrtausenden, aber wir befinden uns oft in Situationen, die zwar Stress verursachen, in denen wir ihn aber nicht abbauen können. Wir bleiben also auf Dauer angespannt. Stress lässt den Tonus in den Faszien steigen, wie Forschungen gezeigt haben. Der Tonus in den Faszien bleibt erhöht, wenn jemand nicht lernt, auf der Ebene der Faszien loszulassen und zu entspannen. Doch wer angespannt ist, ist leichter aus dem Gleichgewicht zu bringen, verbraucht viel Energie und hat kaum noch Zugang zu seinen inneren Ressourcen. Bleibt die Spannung permanent erhöht, lässt das den Körper immer unbeweglicher und grobmotorischer werden, sodass bereits ein spontaner Spurt zum Bus eine Verletzung auslösen kann. Wenn dieser Zustand länger andauert, wird die Gesundheit geschwächt, das Leistungsvermögen beeinträchtigt und das Wohlbefinden gemindert. Eines der wirksamsten Mittel, um das Gleichgewicht zwischen Überstimulierung und Leere wiederherzustellen, sind Phasen tiefer Entspannung oder Meditation. Der Yoga kennt viele Methoden der Entspannung, die uns die Möglichkeit geben, innerlich zur Ruhe zu kommen und Gefühlen nachzuspüren – sie zu erkennen, zu benennen und zu beeinflussen. Das hat zur Folge, dass sich neben dem körperlichen Wohlbefinden auch eine positive Stimmung einstellt. Man lernt, abzuschalten – vom Berufsalltag, von der momentanen Lebenssituation, von belastenden Problemen – und außerdem, besser mit sich selbst und seiner Umgebung umzugehen.

Eine einfache und gleichzeitig wirkungsvolle Möglichkeit, dies zu erreichen, bietet uns der Atem. Nicht umsonst ist er so zentral im Yoga. Dazu brauchen wir keine Yogamatte und können die Übungen – wo auch immer wir uns gerade befinden – machen. Atemübungen sind deshalb so effektiv, um Stress zu reduzieren, weil das vegetative Nervensystem direkt mit dem Atemzentrum verknüpft ist. Über ein bewusstes

Verlangsamen der Atmung können wir Stress abbauen und Gelassenheit fördern. Dies beschreibt bereits Patañjali in seinem Yogasūtra: »Atemübungen, die eine Betonung und Verlängerung der Ausatmung einschließen, können dazu dienen, unseren Geist ruhiger werden zu lassen.« (YS 1.34, Desikachar)
Auch Yoga Nidra, der Yoga-Schlaf, eignet sich als yogische Entspannungstechnik hervorragend. Der Geist bleibt dabei hell und wach, während man auf körperlicher, mentaler und emotionaler Ebene komplett entspannt. Diese Tiefenentspannungstechnik wurde von Swami Satyananda (1923–2009), dem Gründer der Bihar School of Yoga, entwickelt.
Interessant ist in dieser Hinsicht auch die Verbindung der Sensoren zum vegetativen Nervensystem. Die meisten von uns werden aus eigener Erfahrung wissen, dass die Behandlung der Faszien durch Massage, sanfte Release-Techniken oder schmelzende Dehnung eine tiefe Entspannung nach sich zieht. Verantwortlich dafür sind vor allem die Ruffini-Körperchen und die Interstitiellen-Rezeptoren, die über das Rückenmark u.a. die Erweiterung der Blutgefäße, die Senkung der Muskelspannung und des Pulses bewirken.

Praxis – Entspannung und Atem

Viele von uns sind mit einem hohen Perfektionsanspruch und Erwartungen an sich selbst unterwegs. Das schafft enormen Druck und zudem ständig das Gefühl, nicht gut genug zu sein, nicht genug Zeit zu haben und es nicht zu schaffen. Die Atmung reagiert als Erstes auf Stress, was wiederum unsere Gehirnchemie negativ beeinflusst. Sind wir im Stress, kann sich unser Denken und Handeln nicht mehr adäquat an äußere Umstände anpassen. Es kann eine Kettenreaktion entstehen, die unseren Bewältigungsglauben, »es zu schaffen«, sehr negativ beeinflussen kann. Yoga ermutigt uns, einen Gang zurückzuschalten, uns dadurch den Druck zu nehmen und unser Leben zu entschleunigen. Innezuhalten und tief durchzuatmen.

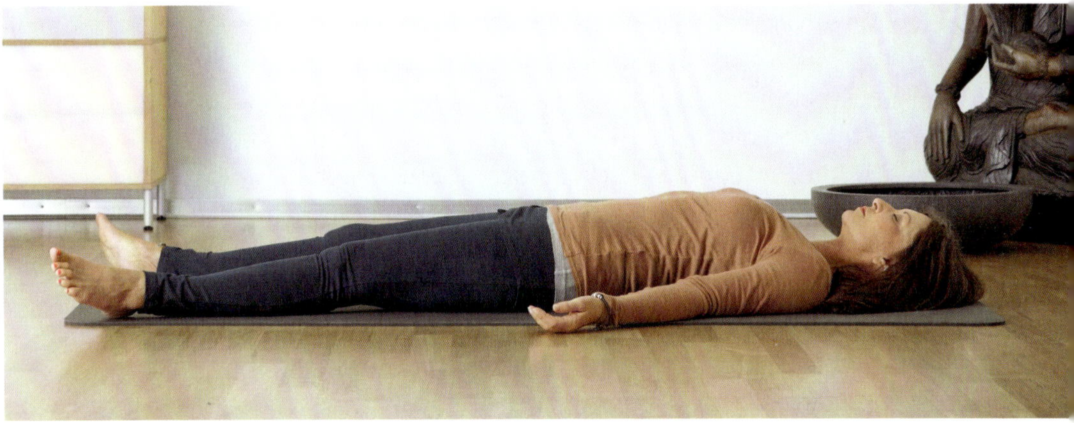

- Machen Sie es sich in der Rückenlage bequem.
- Unterstützen Sie gegebenenfalls Ihre Knie mit einer Deckenrolle oder legen Sie sich ein Kissen unter den Kopf.
- Sich der Erde hingeben, atmen, entspannen. Den Ausatem verlängern. Wenn Atempausen zwischen den Atemzügen entstehen, sich in diese Pausen hinein entspannen und das Bewusstsein ausdehnen.

Energetic Alignment und Tensegral Expansion

Um das Prinzip von Tensegrity (vgl. S. 52) in der *āsana*-Praxis erfahrbar machen zu können, kommt eine Technik zum Einsatz, die sich an einem Energiekonzept aus dem Hatha Yoga orientiert: *pañca vāyu*. Wenn *prāṇa* (Atem, Energie) im Körper wirkt, kann man ihn in fünf (*pañca*) große Strömungen, *vāyu* (wörtlich: Winde) genannt, differenzieren. Man kann sie sich vorstellen wie die Strömungen in einem der großen Ozeane dieser Erde (z. B. der Golfstrom, der Humboldtstrom oder der Äquatorialstrom). Die verschiedenen Aspekte der *vāyu* stehen in Verbindung mit der Atmung, dem Kreislauf und der Verdauung. Ich übertrage dieses Prinzip der fünf sich ergänzenden energetischen Strömungen bzw. »Zugrichtungen« auf die *āsana*-Praxis, weil dies Raum, Weite und Leichtigkeit bei gleichzeitiger Kraft und Stabilität erfahren lässt, ohne dass man sich verspannt.

- *prāṇa vāyu*: wirkt von der Herzgegend aus im Brustraum und beschreibt eine aufwärts strömende Energie, die aufnimmt und die mit Vitalisierung und Aktivierung der Lebenskraft zu tun hat.
- *apāna vāyu*: wirkt von der Beckenregion aus und beschreibt eine abwärts strömende Energie, die mit Eliminierung und Entgiftung, also Loslassen und Erdung zu tun hat.
- *samāna vāyu*: wirkt von der Nabelgegend aus und beschreibt eine zusammenziehende Energie, die mit Verdauung und Zentrierung zu tun hat.
- *vyāna vāyu*: hat kein bestimmtes Zentrum, koordiniert Energie und lässt sie bis in die kleinsten Systeme fließen und sorgt somit für Verteilung und Ausdehnung.
- *udāna vāyu*: hat den Sitz in der Kehlregion, beeinflusst die Ausatmung und drückt sich in der Sprache aus.

Was dieses Konzept so besonders macht, ist die Wirkung auf unser Üben, nämlich die Erfahrung von Leichtigkeit, Weite und Offenheit in Kombination mit innerer Zentriertheit und dem Gefühl von Integrität. Wir lernen, uns energetisch im Raum auszurichten, Faszien aufzuspannen und zu dehnen und die Knochen auszurichten. Mithilfe dieses inneren Alignments können wir in den *āsana* Länge und Weite erfahren, dabei gut verwurzelt sein und aus einer zentrierten Haltung heraus mit der uns innewohnenden Kraft arbeiten. Dabei fließt der Atem frei und die bewusst verlängerte Ausatmung kann Körper und Geist entspannen und fokussieren. Meine Technik des Energetic Alignments mit den *pañca vāyu* führt zu einer Verkörperung von Tensegrity.

Praxis – Energetic Alignment und Tensegral Expansion

Die jeweiligen Haltungen (*āsana*) werden lebendig durch den fließenden Atem mit Betonung auf dem Ausatem (*udāna vāyu*) und ein feines Pulsieren, welches sich über ein Verkörpern von z.B. *apāna* und *prāṇa vāyu* (Sinken und Aufsteigen) sowie *samāna* und *vyāna vāyu* (Zentrieren und Ausdehnen) ausdrückt.

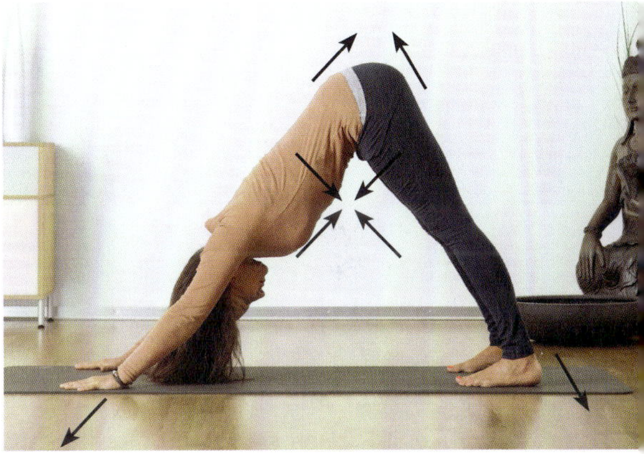

adho mukha śvanāsana

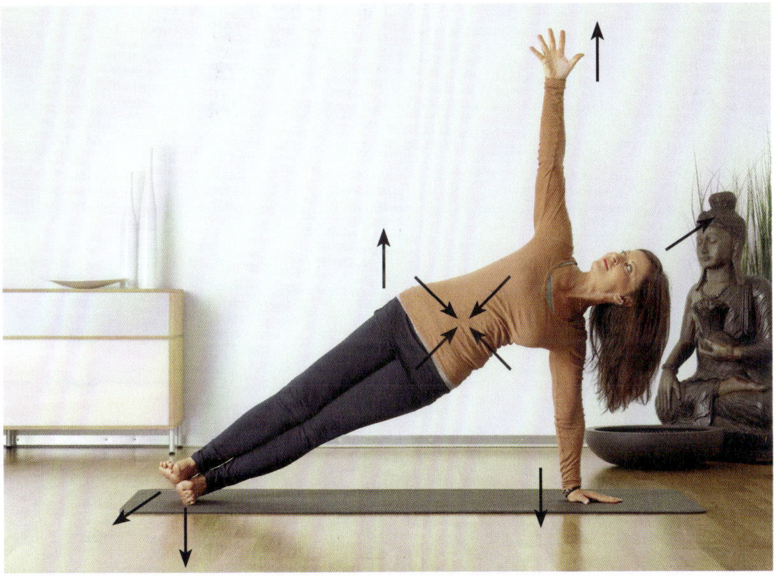

vasiṣṭhāsana

Hands-on assists

Gekonnte hands-on assists (Unterstützung in den āsana durch eine entsprechend gut ausgebildete Yogalehrperson) wirken auf das Fasziennetz. Mit ihnen geben wir dem Faszien- und Nervensystem Impulse, um eine neue Körpererfahrung zu integrieren. Diese neu gewonnene Erfahrung von Weite, Länge und Leichtigkeit wird gespeichert. In einer nächsten Übungspraxis kann der Körper auf diese Erfahrung zurückgreifen und sich an diesem Gefühl orientieren und dabei selbst immer leichter in eine größere Freiheit finden.

Wenn hands-on assists achtsam gegeben werden und man sich wirklich auf die Teilnehmenden einlässt, sie in ihrem ganzen Sein spürt, dann gibt es keine Grenze mehr zwischen āsana und assist, zwischen assist-Gebendem und -Bekommendem. Beide verbinden sich und es wird ein gemeinsamer Tanz. Man atmet zusammen, man bewegt sich zusammen als Einheit. Das ist Verbindung. Das ist Yoga. Das ist Faszien-Yoga.

Tipps für die Lehrperson

- Vielleicht möchtest du die Klasse zu Beginn der Stunde informieren, dass und weshalb du hands-on assists geben wirst. Die Teilnehmenden sollen auch sagen können, wenn sie keine persönlichen assists möchten. Frage nach Verletzungen bzw. Einschränkungen.
- Bevor du jemanden berührst, musst du mit dir »im Reinen« sein, weil sich deine Energie überträgt.
- Deine Gedanken bzw. Einstellung überprüfen, die du einer Person gegenüber hast.
- Deine Intention überprüfen. Den Teilnehmenden, die ein hands-on assist bekommen, ein Gefühl der Unterstützung geben und nicht, dass sie etwas falsch machen.
- Wissen, was du tust. Sicherheit haben. Unsicherheit überträgt sich.
- Vor jedem assist überprüfen, ob du stabil stehst, weil sich Instabilität auf dein Gegenüber überträgt. Regel: Ist es für dich unbequem, dann ist es auch für die andere Person unbequem!
- Präsent sein bei dem, was du tust.

- Die 5 *vāyu* beachten – dein Impuls muss eine Richtung haben.
- Brauche dein Körpergewicht und keine Muskelkraft
- Regelmäßig und tief atmen; zusammen atmen.
- Genau beobachten. Jeder Teilnehmende ist anders. Was richtig für jemanden war, muss nicht richtig für die nächste Person sein.
- *Ahimsā* – Gewaltlosigkeit steht an oberster Stelle. Achte die die individuellen Grenzen. Die hands-on assists sollen einen klar definierten, spürbaren Impuls geben, ohne zu sehr einzugreifen.

Praxis – Hands-on assists

Wenn hands-on assists gekonnt gegeben werden, dann werden Länge, Weite, Leichtigkeit und Raum unmittelbar erfahrbar.

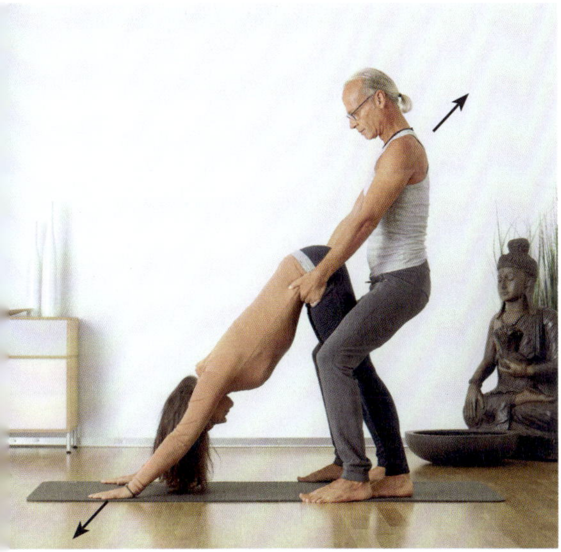

adho mukha śvanāsana

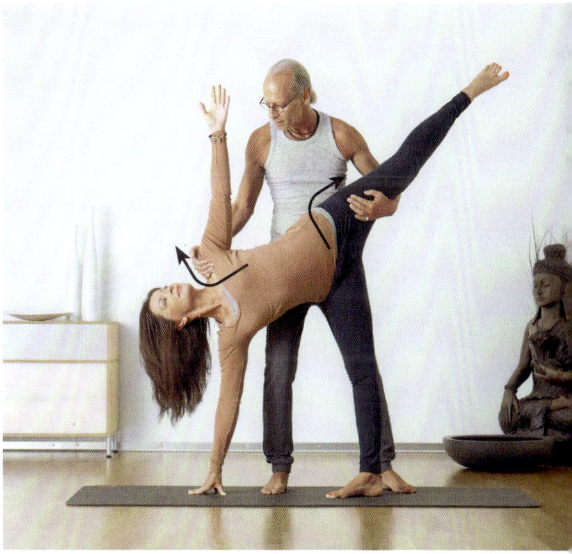

ardha candrāsana

Sprache und Bilder

Da die Psyche eine wesentliche Rolle für die Gesundheit unserer Faszien spielt, muss dieser Aspekt bei der Übungspraxis berücksichtigt werden. Nur so kann sie integral, umfassend und vollständig sein. Das bedeutet, dass wir in der FaszienYoga-Praxis viel Achtsamkeit auf die Sprache und die Entfaltung innerer Bilder legen sollten.

Ich habe viele Jahre mit den sprachlichen Anleitungen zu den Ausrichtungen in den āsana experimentiert und kann aus meiner Erfahrung sagen, dass allzu präzise Übungsanleitungen die Tendenz haben, zu rigide zu sein, und die Wahrnehmung einiger meiner Kursteilnehmer/innen zu sehr einschränken. Bisweilen sind sie sogar gegenläufig und somit nicht dienlich. Ich habe mir daher angewöhnt, den Schüler/innen durch meine undogmatischen und trotzdem klaren Anleitungen mehr Raum für die eigene Erfahrung zu lassen und ihnen mit verschiedenen Bildern und Varianten mehr Möglichkeiten zu geben, aus ihrer eigenen Kraft heraus zu praktizieren. Diese Art der verbalen Anleitung ist in der Tat eine Kunst, denn die Teilnehmer/innen sollen sich einerseits sicher und klar geführt fühlen und andererseits frei genug, sich ihren Möglichkeiten entsprechend einzurichten. Ziel ist es, den Teilnehmenden Alternativen in Bezug auf Bewegung, Haltung und Atemführung zu geben, sodass sie mehr Spielraum bekommen, das Eigene zu entdecken und es zu fördern (Mehr zu diesem Thema auf S. 155).

Praxis – Sprache und Bilder

Stellen Sie sich Ihre Füße als Tensegrity-Struktur vor. Stellen Sie sich den Raum vor, in welchem die Knochen schweben und wie das fasziale Netz jede Belastung optimal ausgleicht. Machen Sie das Gleiche mit Ihren Beinen, lassen Sie Raum zwischen den Knochen entstehen. Dann mit Ihrem Becken, Ihrem Oberkörper sowie den Armen und dem Kopf, bis alles eine Tensegritäts-Struktur ist. Tauchen Sie in dieses räumliche Gefühl des Körpers ein. Sie

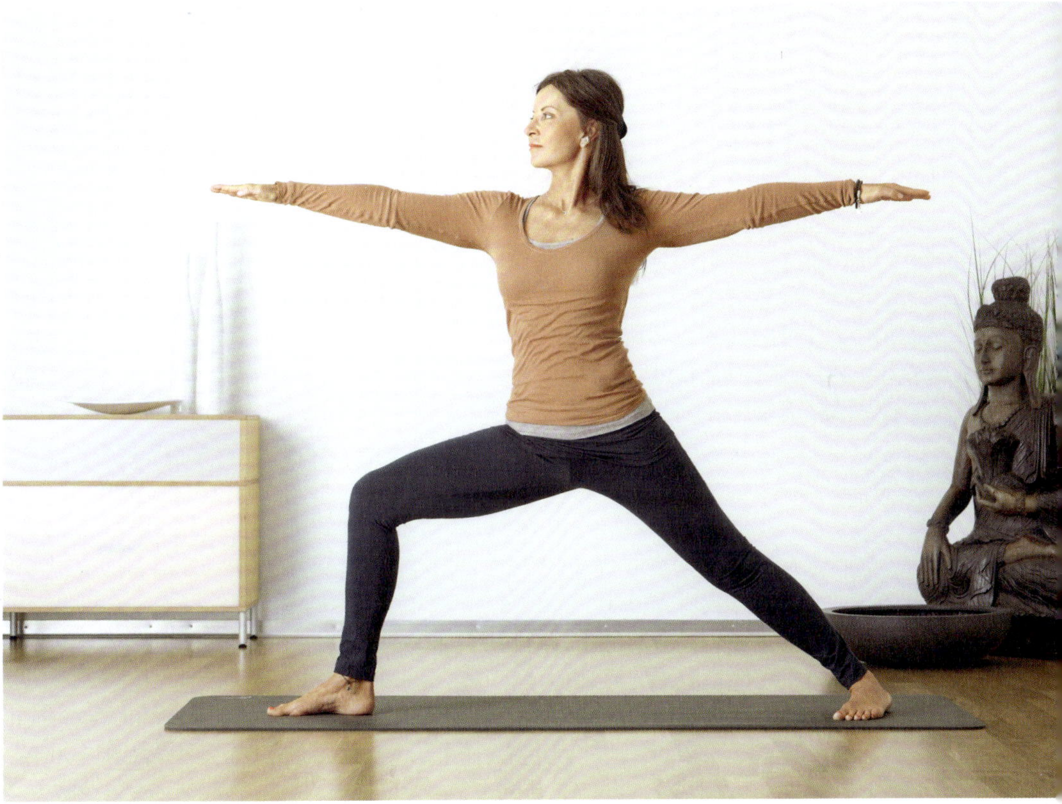

vīrabhadrāsana 2

sind Raum. Viel Raum. Von der äußeren Form ins innere Erleben kommen. Daraus entfaltet sich die äußere Form ganz mühelos. Sie wird Ihnen sozusagen geschenkt. Wenn Sie sich von einem āsana zum nächsten bewegen, dann stellen Sie sich vor, dass Sie Raum bewegen. Stellen Sie sich vor, wie sich die innere räumliche Struktur verändert, statt Muskelkraft aufzuwenden. Finden Sie ein Gleichgewicht zwischen Intensität und Gelöstheit, sodass der Atem frei fließen kann.

Impulse für die Yoga-Praxis

Wie reagieren Faszien auf gezielte Interventionen?

Fittes Bindegewebe hat eine hohe Widerstandskraft, Elastizität, Spannkraft und Festigkeit. Wie ein Spinnennetz ist es reißfest und elastisch zugleich. Es ist belastbar und lässt uns Bewegungen im Alltag ohne Bewegungseinschränkungen oder Schmerzen bei gleichzeitig wenig Energieverbrauch ausführen. Genetische Faktoren spielen dabei, neben den gezielten, regelmäßigen und vielseitigen Impulsen und der Ernährung, eine wesentliche Rolle.

Muskelfaszien brauchen gezielte Impulse, damit sie belastungsfähig und vital bleiben. Kraft-Impulse regen die Kollagenproduktion an. Das ist sinnvoll, denn ein kräftigerer Muskel braucht eine kräftigere Faszie. Aber Achtung: Kollagen hat die Eigenschaft, den Anteil von Flüssigkeit im Gewebe zu verdrängen. Wenn das Gewebe nicht genügend bewegt und durchsaftet wird, kann sich daraus eine Steifigkeit entwickeln.

Durch das Training kommt es zu kleinsten, gewollten Rissen, sogenannten Nanorupturen. Das stimuliert die Erneuerung des Gewebes und sorgt dafür, dass es nicht verklebt oder verfilzt. Die Forscher/innen vermuten heute, dass etwas stärkere Risse im Bindegewebe verantwortlich sind für den uns bekannten Muskelkater. Glauben wir der neuen Faszienforschung, so können wir Faszien weder isoliert trainieren (sie sind an jeder Bewegung beteiligt) noch mit den herkömmlichen Methoden des Trainings erreichen. Das Bindegewebe ist teilweise schwer dehnbar und liegt weit im Inneren des Körpers. Worauf die Faszien hingegen gut reagieren, sind Druck und Zug. Thomas Myers hat an narkotisierten Patientinnen beeindruckend gezeigt, dass die Wirkkraft eines Muskels nicht dort endet, wo in der Anatomie Ansatz und Ursprung definiert werden. Über die faszialen Verbindungen wirkt sich die Aktion eines Muskels über weite Körperbereiche hinausgehend auf entfernte Bereiche aus. Ein Training, welches nur auf die einzelnen Muskelgruppen isoliert ausgerichtet ist, ist nicht nur wenig sinnvoll, sondern geht komplett am Alltag und der tatsächlichen Funktion der Muskeln vorbei!

Sich Zeit lassen und Pausen gönnen – diese Art des Übens spricht sehr für den klassischen Hatha Yoga, bei welchem nach jedem *āsana* nachgespürt und Zeit für die Integration gelassen wird. Durch ihre besondere Eigenschaft der Viskoelastizität haben die Faszien die Tendenz, bei zu großer und andauernder Belastung »auszuleiern«. Man kann sich das so vorstellen: Wasser wird rausgepresst und damit geht die Elastizität verloren. Die kurzen Pausen ermöglichen den belasteten Körperbereichen, das Gewebewasser wieder »aufzufüllen«.

Eine Yoga-Haltung wird nicht durch äußere Anstrengung, Technik und Perfektion erreicht, sondern muss von innen her belebt werden. Es hilft, sich daran zu erinnern, dass die gesamte Erde wie auch unser Körper (und unsere Faszien) mehrheitlich aus Wasser bestehen. In den *āsana* das Fließende, Weiche, Runde, Anpassungsfähige, Sanfte zu suchen, bringt uns dem Wesen unseres Seins näher und entspricht mehr dem Leben als das Feste, Starre, Lineare und Angestrengte. Zudem ist das Netzwerk der Faszien ein dreidimensionales, wässriges System, welches Rundungen und Krümmungen aufweist und räumliche Formen bildet. Deshalb reagiert es auf fließende und rhythmische Bewegungen schneller als auf Bewegungen, die geradlinig und starr sind. Wenn wir das Wesen des Körpers respektieren, dann werden wir eher nach kurvigen und asymmetrischen Lösungen suchen, statt gradlinige Bewegungen zu wählen. Gerades und Symmetrisches ist vielleicht schön anzuschauen, doch in der Bewegung ist Asymmetrie vorteilhafter. Sich nur nach den Äußerlichkeiten zu richten oder mit einem Konzept zu arbeiten, welches sich nicht an der sinnlichen Wahrnehmung orientiert, kann sogar gefährlich sein.

Im FaszienYoga bedeutet, achtsam zu üben, dass Sie ganz bewusst darauf achten, was Sie tun, wie Sie es tun und wie es Ihnen dabei geht. Ein »organisches« Üben, welches verankert ist im Spüren, ist dabei natürlicher als ein Üben, das irgendwelchen mentalen Konzepten folgt. Willkommen ist es dabei, aus den festgefahrenen Mustern auszubrechen, um neuen Erfahrungen Raum zu geben und das fasziale Gewebe möglichst vielfältigen Impulsen auszusetzen. Ein Bild, welches ich als passionierte Taucherin gerne in der āsana-Praxis verwende, ist das Bild eines Oktopus: Jedes āsana kann so geschmeidig praktiziert werden.

Wie lange dauert es, bis das Faszientraining Wirkung zeigt?

Muskeln reagieren schnell auf Training und passen sich sofort an. Faszien brauchen etwas mehr Zeit. Die Dauer, bis sich das kollagene Netz umgebaut hat, ist von der Stoffwechselaktivität und vom Versorgungszustand des Gewebes abhängig. Es braucht viel Geduld, um ein sprödes, unbewegliches Fasernetz wieder geschmeidig und elastisch zu machen – Monate bis Jahre. Bei den myofaszialen Release-Techniken, oder wenn über die Triggerpunkte fasziale Spannung gelöst wird, sind die Erfolge direkt nach der Übung spürbar, allerdings hält dieser Effekt nicht lange. Für einen nachhaltigen Effekt braucht es Regelmäßigkeit und Geduld. Experten sprechen von ca. 6 bis 36 Monaten, bis sich die kollagenen Fasern erneuert und neu organisiert haben. Doch bereits nach einigen Wochen gezielten Faszientrainings wird sich Ihr Körpergefühl verfeinern und geschmeidiger und wohlkoordinierter sein. Dies wird Lust machen, dranzubleiben. Hier gilt das yogische Prinzip von *abhyāsa* und *vairāgya* (Yogasūtra 1.12) – mit einer Intensität und Freude dranbleiben und gleichzeitig loslassen und darauf vertrauen, dass es schon wird ...

Primäre Verkürzungen vs. sekundäre Verspannungen

Für die Yoga-Praxis ergeben sich interessante Impulse aus den Anregungen, die ich von Hans Flury, einem Schweizer Arzt und bekannten Rolfer, bekommen habe, bei dem ich mich seit vielen Jahren behandeln lasse. Er unterscheidet zwischen einer primären Verkürzung und einer sekundären Verspannung. Die primäre Verkürzung entsteht in Bereichen, in denen der Abstand zwischen zwei Körperabschnitten kleiner ist, als er in einer ausgeglichenen Haltung wäre. In diesem Bereich entstehen oft Verspannungen im faszialen Gewebe, wie z.B. im Nacken, in der Region des Brustbeins und Schlüsselbeins, im unteren Rücken, in der Hüftbeugemuskulatur, in den Kniekehlen und im Fußgelenk vorne bis über den Fußspann. Demgegenüber stehen die sekundären Verspannungen. Das sind Verspannungen, die nicht durch einen kürzeren Abstand zwischen zwei Körperbereichen entstehen, sondern durch eine permanente »Überdehnung«. Zu einer solchen Verspannung kommt es, wenn die Muskulatur in diesem Bereich verstärkt arbeiten muss, um den Körper davor zu schützen, nicht noch mehr aus dem Lot zu geraten. Die Verspannung wirkt kompensatorisch und tritt oft im oberen Rücken, in der Bauchregion, über dem Gesäß, um die Knie herum am unteren Bereich der Oberschenkel und im Bereich der unteren Waden auf. Oft liegen die primären Verkürzungen und sekundären Verspannungen auf gegenüberliegenden Körperseiten.

Dieser Blick auf Verspannungen hilft in der Yoga-Praxis zu erkennen, wo Dehnungen eine integrierende Wirkung haben. Es geht also nicht darum, dort zu dehnen, wo Verspannungen und gegebenenfalls auch die Schmerzen spürbar sind, sondern dort, wo primäre Verkürzungen entstehen (die vielleicht gar keinen Schmerz auslösen!). Wird der Fokus ausschließlich auf den Bereich gelegt, wo Schmerzen spürbar sind, dann kann das zusätzlich desintegrierend auf die gesamte Körperstruktur wirken.

Das bedeutet jedoch nicht, dass wir uns nicht auf die Spurensuche nach Verdickungen und Verklebungen (Triggerpunkte) im Gewebe machen können, um uns dort mit verschiedenen Tools wie z.B. kleinen Bällen oder Rollen für einen Moment Linderung zu verschaffen. Gerade die Muskelfaszien lassen sich gut mit sanftem Druck lösen und mobilisieren. Doch über einen längeren Zeitraum gesehen wirkungsvoller und nützlicher ist es, sich den Stellen zuzuwenden, die primär verkürzt sind. Natürlich gibt es auch ganz individuelle Ausprägungen von Verkürzungen und Spannungsmustern. Wichtig ist zu erkennen, dass Verspannungen kein lokales Problem sind, sondern eingewoben in ein umfassendes, individuelles Spannungsmuster. Eine verklebte Wadenfaszie kann z.B. über die Beine Zug auf den unteren Rücken oder sogar die Schulter ausüben und dort dann für Bewegungseinschränkungen oder Schmerzen verantwortlich sein. An dieser Stelle hilft vielleicht das Bild eines Fußballspiels – die Verteidigungslinie unten spielt den Pass an die Flanke, den Stürmer und Mittelstürmer. Diese schießen sich gegenseitig die Pässe zu, bis einer dann ein Tor schießt – das wäre dann da, wo der Schmerz zu spüren ist, z.B. als Schulter-Nacken-Verspannungen oder Kopfschmerzen. Hier empfiehlt es sich dann, nicht nur lokal für Linderung zu sorgen, sondern sich die Ursache – bei unserem Beispiel die Wade oder sogar die Füße – genauer anzusehen.

Beim Aufdecken der Ursachen hilft eine entsprechend geschulte Fachperson. Hier unterstützen sich Manualtherapie und Yoga gegenseitig, um nachhaltig eine Veränderung und Schmerzfreiheit zu bewirken. Die Manualtherapie kann blinde Flecken in der Körperlandschaft beleben, bewusst machen und integrieren. Mit einer entsprechenden vielseitigen Übungspraxis kann sich das Körpergefühl verfeinern und ein sinnliches Gefallen an geschmeidigen Bewegungen entwickeln.

Gerade wenn man mit Yoga beginnt, besteht die Tendenz, dass man das, was einfach und gut geht, auch gerne und zu oft übt und dabei die āsana außen vor lässt, die einem Schwierigkeiten bereiten. Wenn man das ab und zu macht – kein Problem. Wenn jedoch täglich geübt wird und man seine Körperstruktur damit beeinflusst, ist es wichtig, sich diese Tendenz zu vergegenwärtigen und in der Planung einer ausgewogenen Praxis mit zu berücksichtigen.

Es geht in erster Linie nicht unbedingt darum, Spannung in den verspannten Regionen zu mindern, sondern darum, die Ursache für das Ungleichgewicht zu finden. Wenn der Körper wieder in die Aufrichtung, in die Balance gebracht worden ist, dann wird den Schmerzsymptomen sozusagen die Grundlage entzogen.

Individueller Spielraum vs. standardisierte *āsana*-Alignments

Die meisten Yoga-Stile nehmen für sich in Anspruch, dass sie die Praktizierenden biomechanisch günstig in den Haltungen ausrichten. Dabei widersprechen sich die vermeintlich »richtigen« Alignments der verschiedenen Yoga-Stile, wie z.B. Ashtanga, Iyengar,

Sivananda, Gitananda, Bikram, Anusara, Jivamukti und Co. und hinterlassen die Übenden mit mehr Fragezeichen als vorher.

Ich hatte in meinen Jahren als Yoga-Lehrerin und Yoga-Übende Lehrerinnen ganz unterschiedlicher Stile, von denen ich jeweils mehrere Jahre unterrichtet wurde. Das, was von den einen als richtig und gut bewertet wurde, haben andere wiederum verpönt. Was ich bei mir und anderen beobachten konnte, war, dass die (immer gut gemeinten!) Korrekturen für die einen günstig, für die anderen jedoch absolut schädlich waren und dass sich viele trotz – oder vielleicht gerade wegen – des »korrekten« (und rigiden) Alignments verletzt haben – ganz einfach, weil es nicht ihren eigenen Möglichkeiten entsprach.

Wir Menschen sind alle so grundverschieden – sowohl von der Veranlagung her als auch von den erworbenen bzw. anerzogenen Bewegungs- und Haltungsmustern. Unsere Gelenke sind unterschiedlich ausgeformt, unsere Fähigkeiten für Kraftentwicklung, Beweglichkeit und Koordination sind jeweils anders entwickelt. Verletzungen wie auch Gewohnheiten in Alltag und Beruf, aber auch unser Selbstbild, unsere Stimmung und Befindlichkeit – all das prägt unsere Haltungs- und Bewegungsmuster. So entwickeln wir alle ganz individuelle Möglichkeiten, uns in āsana einzurichten. Hier einem Standard entsprechen zu wollen, ist grob fahrlässig, wenn nicht sogar fatal. Die perfekten āsana, wie sie in Yoga-Büchern gezeigt werden, gehen mitunter komplett an der Realität vieler Yoga-Praktizierenden, auch wenn sie fit und jung sind, vorbei. In jungen Jahren steckt der Körper noch so vieles weg, ist geduldig und kompensiert. Doch irgendwann zeigt sich die jahrelange Missachtung der persönlichen Grenzen mitunter in chronischen Instabilitäten, Gelenksbeschwerden und Schmerzen.

»Alignment« wird in vielen Yoga-Schulen über alles gesetzt. Statt jedoch alle über einen Kamm zu scheren (nämlich den des jeweiligen Yoga-Stils), sind individuelle Anpassungen essenziell, um das tiefere Anliegen des Yoga zu erfahren. Oft verlieren sich viele Yoga-Lehrende und Yoga-Übende in »anatomisch korrekten« Ausführungen und vergessen dabei, worum es im Yoga wirklich geht. Natürlich ist es wichtig, sich günstig in einem āsana einzurichten. Aber das, was günstig ist, ist immer individuell und kann nicht verallgemeinert werden. Ist es nicht so, dass wir, je nachdem, wann wir üben, was wir gegessen haben, wie unser Tag gelaufen ist und wie wir uns fühlen, etwas anderes brauchen bzw. anders praktizieren? Manchmal tut es dem Nacken einfach gut, den Kopf im herabschauenden Hund hängen zu lassen, anstatt ihn in Verlängerung der Wirbelsäule zu halten, oder den Blick im Dreieck nicht nach oben zur Hand, sondern nach unten zum Boden zu lenken.

Viel sinnvoller wäre es, anstelle auf irgendwelche vermeintlich korrekten und pauschalen Ausrichtungen zu pochen, die man gelernt hat oder die in den Büchern zu sehen sind, die Yoga-Übenden zu begleiten, hin zu mehr Eigenverantwortung. Ihnen zu helfen, sich inniger mit ihrem Körper zu verbinden, nach innen zu lauschen, um zu spüren, was heute und jetzt stimmig und richtig für sie ist – und nicht darauf zu achten, dass alles besonders »Yoga-mäßig« aussieht. Wichtiger scheint es mir, statt irgendwelchen Yoga-Klischees entsprechen zu wollen, die individuellen Gegebenheiten der Yoga-Übenden zu berücksichtigen und sie darin zu bestärken, sich immer wieder neu zu erfahren und keinen Druck aufzubauen, der darin besteht, irgendeinem äußeren Bild entsprechen zu müssen.

Kreative Impulse für eine prozessorientierte, freie und sinnliche Sprache

Der Yoga möchte mit der Übungspraxis Veränderung auf drei Ebenen erfahrbar machen: jener des Körpers, des Atems und des Geistes. »Geist« im Yoga hat ganz viele Bedeutungsebenen und meint nicht nur die Gedankenwelt oder das Mentale, sondern auch die Gefühle, Emotionen und die Befindlichkeit und Stimmung ganz allgemein.

Die erste Voraussetzung ist, den Körper zu fühlen. Der Atem hilft, zu landen und in den Körper zu sinken. In den Raum von gefühlter Empfindung einzutauchen.

Wichtig ist, dass wir immer im Hier und Jetzt und in unserem Körper bleiben. Denn Yoga ist nicht weltfremd. Yoga ist keine Flucht, sondern ein ganz tiefes Ankommen in sich selbst. Dabei geht es um den kreativen Moment, in dem wir offen zuhören. Dazu braucht es Zeit, Interesse (Neugier) und Freude (Genuss, Spaß, Lust) sowie Aufmerksamkeit (Präsenz). Die Aufmerksamkeit ist nicht irgendwo draußen, sondern immer an eine körperliche Erfahrung gebunden. Diese Präsenz führt dann in eine andere Bewusstseinsebene.

Nach einer Übung Fragen stellen, wie die Teilnehmer/innen die Wirkung erfahren, anstatt Behauptungen aufzustellen, was jetzt (richtigerweise) gespürt werden sollte. In den meisten Yoga-Büchern stehen zu den āsana immer auch die jeweiligen Wirkungen. Dies lässt sich zwar gut verkaufen, ist aber komplett unsinnig und falsch, weil jeder Mensch ganz individuell geprägt ist und ein und derselbe Impuls völlig unterschiedliche Reaktionen auslösen kann.

Mit den Yoga-Übungen geben wir einen definierten Impuls in das gesamte System. Je nachdem, wie dieses System individuell strukturiert ist, je nachdem, wo dieses System gerade im Ungleichgewicht ist, je nachdem, wo es überaktiv ist oder zu träge, je nachdem, wo es blockiert ist oder zu schwach, wird es auf diesen Impuls entsprechend anders reagieren. Diese für einen Menschen ganz spezifische Reaktion allein ist es, die wir als Wirkung eines Übens erfahren und beobachten können. Und die gilt es im Yoga zu schulen.

Durch die Fragestellung werden die Teilnehmer/innen auf eine innere Reise, auf die Suche geschickt, eigene Antworten zu finden, und verfeinern so ihre Selbstwahrnehmung. Zudem entsteht nicht das Gefühl, versagt zu haben, wenn man etwas anderes wahrnimmt, als die Yogalehrperson vorgibt.

Jede Wahrnehmung ist richtig und okay. Dies fördert das positive Grundgefühl, dass man so richtig ist, wie man ist und wie man fühlt, und es stärkt das Vertrauen, sich noch mehr auf das Spüren und auf den eigenen Yoga-Weg einzulassen.

Statt sich in technischen Anleitungen für Ausrichtungen bzw. Alignments zu verlieren, empfiehlt es sich, Fragen zu stellen wie z.B.: »Wie kannst du dich in diesem āsana einrichten, damit du Intensität und Leichtigkeit gleichermaßen erfährst?« – »Wie kannst du dich einrichten, um eine neue Dehnerfahrung zu machen?« Und dann eine Auswahl an Möglichkeiten zu geben, was gemacht werden kann, z.B.: »Vielleicht kannst du den Brustkorb noch etwas mehr drehen, vielleicht den Arm noch etwas anheben, dich vielleicht noch etwas bewusster erden, um dich aus dieser Verankerung in alle Richtungen auszudehnen.« Und dann in die feinstofflicheren Ebenen zu führen: »Wie nimmst du den Atem jetzt wahr? Kann der Atem in eine Feinheit finden? Wo kannst du Stille (Weite, Raum, ...) erfahren?«

Im Folgenden ein paar Beispiele für prozessorientierte und freie Anleitungen. Sie gewähren in höchstem Maße individuelle Freiheit in einer Gruppe bei gleichzeitiger subtiler Führung, die Sicherheit vermittelt:

- Sich des Atems gewahr werden, wie er sich gerade im Körper ausdrückt.
- Mit dem Atem sein wie mit einem lieben Freund.
- Den Atem mit deiner Aufmerksamkeit begleiten.
- Sich der Bewegungen bewusst werden, die mit dem Ein- und Ausatem im Körper entstehen.
- Innere Räume ausdehnen mit dem Atem. Sich gleichsam in diesem Raum ausdehnen. Das Bewusstsein ausdehnen.
- Die Idee des inneren Räkelns (muss äußerlich gar nicht als Bewegung sichtbar sein!) oder Schmelzens in die Anleitungen hineinweben.
- Sich in der Dehnposition fein bewegen und zwei oder drei Ausdehnungsrichtungen gleichzeitig suchen, um eine innere Linie oder Fläche zu verlängern oder zu erweitern.
- Sich von der äußeren Form loslösen, um ins innere Erleben zu kommen. Daraus ergibt sich die äußere Form von alleine – sie wird einem geschenkt.
- Die äußere Form mit innerer Lebendigkeit füllen.
- Achtsam zu üben bedeutet, dass du ganz bewusst darauf achtest, was du tust, wie du es tust und wie es dir dabei geht.
- Beobachte während eines Übungsablaufes immer wieder, wie sich das Üben auf deinen Atem auswirkt.
- Wenn es dir gelingt, dich ganz auf das Geschehen von Körper und Atem einzulassen, kommt auch der Geist zur Ruhe und mit ihm alle Emotionen.
- Finde das eigene Maß an Anstrengung und Loslassen, sodass der Atem frei fließen kann und dir die Übung wohltut.
- Gelingt es dir, das richtige Maß an Anstrengung und Mühelosigkeit zu finden, bekommt der Atem eine Qualität von »*ananta*« – ruhig, strömend, grenzenlos.

- In der Balance von intensivem Bemühen und Gelöstheit liegt das Geheimnis der Kraft, die sich nicht erschöpft.
- Sich frei machen von jeglicher Erwartung und Vorstellung von *āsana*, Atem oder Klang.
- Im Moment sein. Anwesend und verbunden. Ganz sensibel für innere und äußere Impulse. Sie aufgreifen, ihnen folgen, im Fluss sein. Ohne Ziel. Ohne Anspruch. Ohne Bewertung.

Über die Qualität des Übens

Die Techniken, um Faszien gezielt anzusprechen, sind einfach und effektiv zugleich. Sie sind leicht nachvollziehbar und einfach zu erlernen. Was es braucht, ist das Interesse, sich seinem Körper achtsam und spürend zuzuwenden. Dadurch wird die Selbstwahrnehmung verfeinert und inneres Wachstum entfaltet sich spielerisch und mühelos. Es geht darum, eine Herangehensweise zu entwickeln, die getragen ist von Achtsamkeit und der Offenheit, sich auf den gegenwärtigen, kreativen Moment einzulassen – frei von vorgefassten Meinungen und Konzepten, wie etwas zu sein hat.

Ganz gleichgültig, welche der Techniken angewendet wird, um auf die Faszien zu wirken – damit sich Erfolge einstellen können, muss die Übungspraxis folgende Qualitäten aufweisen:

- Eine entspannte, wohlwollende Achtsamkeit kultivieren
- Ganz anwesend sein bei dem, was Sie tun (Präsenz)
- Keine Wertung, kein Ego
- Es geht darum, die Kontrolle aufzugeben. Das »Wollen« aufzugeben. Die Absicht, etwas erreichen zu wollen, ist hinderlich für die Erfahrung
- Sich Zeit nehmen und sich Zeit lassen
- In der Stille horchen, was aus der Tiefe aufsteigen möchte
- Einen Forschergeist entwickeln (mit der Frische eines Kindes an die Sache rangehen. Expertentum ist kontraproduktiv!)
- Ein inneres Lächeln kultivieren
- Sich erlauben, zu experimentieren, zu spielen
- Nichts ist in Stein gemeißelt!
- Bewegungen genießen
- Bewusst entspannen und loslassen
- Wechseln zwischen Belastung und Entlastung, zwischen Bewegung und Stille
- Variantenreiches Bewegungserleben schaffen

- Genügend trinken
- Den Körper mit anti-entzündlicher Ernährung unterstützen (auf Säure-Basen-Gleichgewicht achten)

Und zum Schluss das Wichtigste: FaszienYoga verstehen, integrieren und dann alle Techniken vergessen und nur noch aus dem Spürsinn heraus praktizieren und auf die Intuition vertrauen!

Die größten Fehler beim Üben von FaszienYoga

Wenn man keine zwanzig mehr ist, vorher noch nicht viel Sport und Yoga gemacht hat, das Körpergefühl vielleicht nicht sehr entwickelt ist und man selbst anhand von Büchern mit dem Üben beginnt, ohne Begleitung einer Fachperson, kann es sein, dass man ...

- ... es zu intensiv angeht.
- ... zu lange und zu viel macht.
- ... Gewebe verletzt.
- ... es zwar schafft, lokale Spannungen zu lösen, die sich dann jedoch möglicherweise an andere Stellen »verschieben«.
- ... sich mit anderen misst.
- ... nicht auf die Signale des Körpers hört.
- ... nicht spürend »unterwegs« ist.
- ... zielorientiert statt prozessorientiert übt.
- ... mechanisch übt und bekannte Übungen einfach »abspult«, ohne innerlich beteiligt zu sein.
- ... keine Geduld hat und zu schnelle oder unrealistische Erwartungen.

Eine Anmerkung zum Schluss

Bei aller Begeisterung für die Faszien und den wissenschaftlichen Daten scheint es mir wichtig, nicht zu vergessen, dass wir uns auf einem neuen Terrain bewegen. Ein Terrain, das noch wenig erforscht ist. Einiges konnte belegt werden, vieles ist noch unbeantwortet geblieben bzw. hat neue Fragen aufgeworfen. Das ist spannend und gut. Ob die daraus resultierenden Empfehlungen für das Training sich in der Praxis auch bewähren oder welche Modifikationen nötig sind, das wird die Zukunft zeigen. Wenn ich mit Faszienforschern spreche, formulieren durchweg alle ihre Rückschlüsse, die sie aus den Forschungsergebnissen für das Training ziehen, sehr vorsichtig. Vieles sind Vermutungen, weil erst wenige Studien zu Faszientraining vorliegen. Viele Daten stützen sich dabei auf das Training mit Sportlerinnen. Was jetzt gefragt ist, sind gut ausgebildete Lehrkräfte mit viel Erfahrung im Gruppenunterricht, die offen für Neues sind und gleichzeitig die Fähigkeit besitzen, Übungen zu reflektieren und sie für Menschen unterschiedlichster körperlicher Verfassung, ihre jeweiligen Voraussetzungen und Möglichkeiten zu modifizieren.

DAS FASZIENYOGA-PROGRAMM ZUM MITMACHEN

»Das Leben ist kein Problem,
das es zu lösen,
sondern eine Wirklichkeit,
die es zu erfahren gilt.«

Buddha

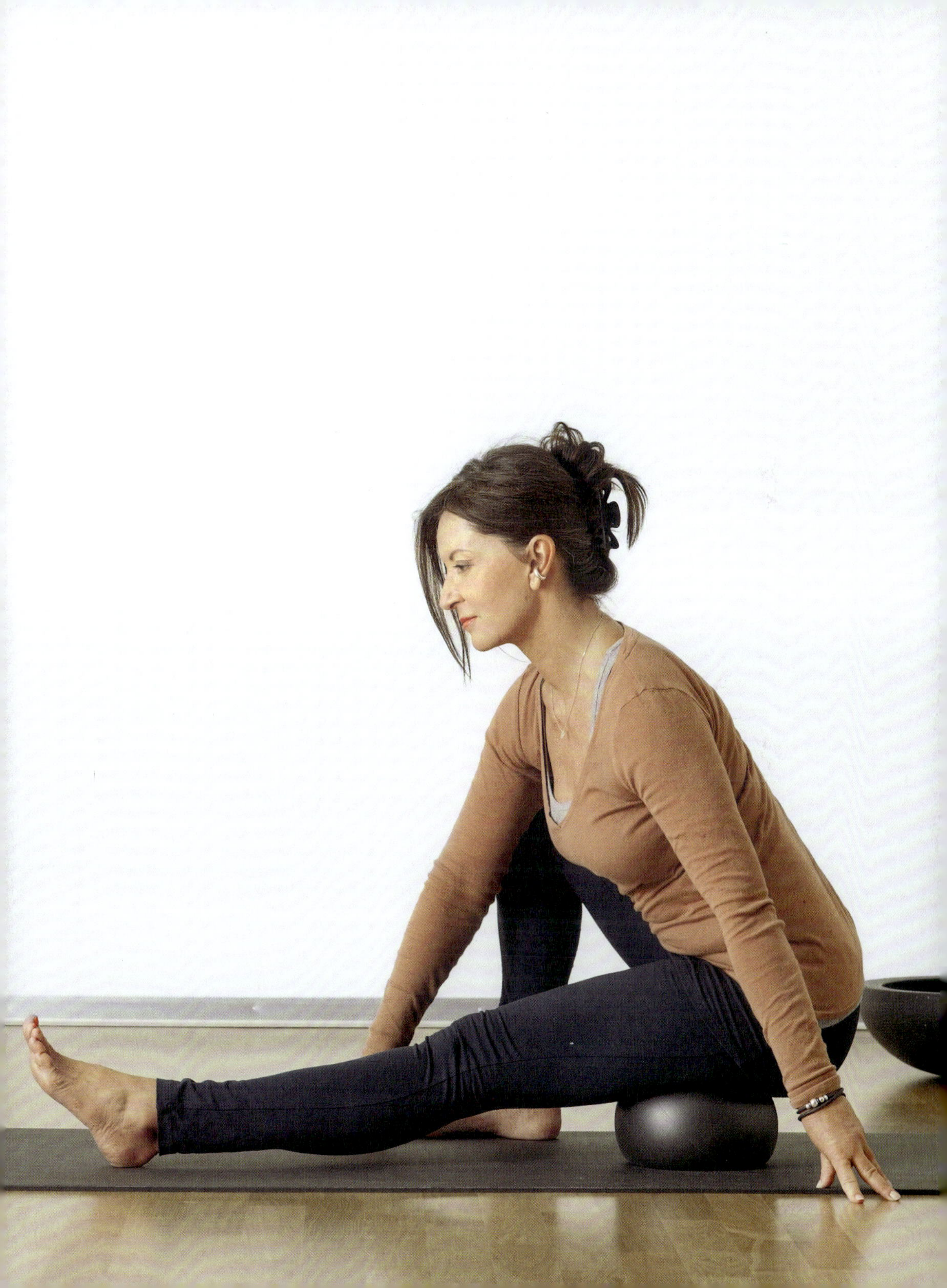

FaszienYoga – ein Basisprogramm, 60 Minuten

001

Wir verbinden in dieser Faszien-Yoga-Praxis Yoga-Haltungen mit einer impulsgebenden Atmung und einer speziellen »Druck- und Sinktechnik«. Unsere Aufmerksamkeit in der āsana-Praxis liegt hierbei weniger auf dem Einsatz von Muskelkraft als vielmehr auf dem sogenannten Energetic Alignment, bei welchem wir lernen, Faszien dreidimensional im Raum zu spannen und zu dehnen (Tensegral Expansion).

In dieser FaszienYoga-Praxis werden wir bekannte āsana und Abläufe immer wieder leicht variieren und dabei spielerisch mit Klangimpulsen, multidirektionalen und dynamischen Dehnungen über ganze Faszienzüge experimentieren. Dabei möchte ich Sie ganz herzlich einladen, die natürliche Heilkraft des kreativen Impulses zu erfahren, der sich organisch fließend und wellenförmig ausdrückt und alles durchdringt. Von diesem inneren Impuls werden wir bewegt, und Yoga entfaltet sich dabei ganz natürlich, mühelos und fließend.

FaszienYoga – für eine gelöste Schulter-Nacken-Region, 50 Minuten

002

Wieso die Schulter-Nacken-Region dazu tendiert, sich schnell zu verspannen, hat ganz viele verschiedene Gründe. Die Hauptgründe liegen in der Anatomie sowie einer ungünstigen Alltagshaltung und Bewegung. Wir nutzen in dieser FaszienYoga-Praxis die Formbarkeit unseres Bindegewebes, um innere Räume zu weiten und dadurch unsere Körperstruktur wieder neu auszurichten und zu ordnen.

Auf unserer Entdeckungsreise bleiben wir stets achtsam auf den Körper und auf das gegenwärtige Erleben bezogen. Dabei erforschen wir, wie wir uns in unserem Inneren eingerichtet haben. Durch den innigen Kontakt des körperlichen und emotionalen Erlebens machen wir uns auf die Suche nach immer wieder neuen Dehnerfahrungen. Wir klopfen, schütteln und federn. Und erforschen mit sinnlichen Mikrobewegungen unseren inneren Raum. Wir praktizieren āsana mit einem »Faszienbewusstsein«, um die Schulter-Nacken-Region von Spannungen zu befreien und dadurch Gelöstheit und Leichtigkeit zu erfahren.

Fascial Release – für einen entspannten Rücken, 43 Minuten 003

Die Faszien geben dem Körper nicht nur seine Form, sie verbinden auch alles miteinander und übertragen Spannung. Durch einseitige Belastung oder Überlastung können Faszien verkleben bzw. verfilzen wie ein Wollpulli, der zu heiß gewaschen wurde. Dies kann im Körper zu ungünstigen Zugspannungen und Schmerzen führen. In dieser FaszienYoga-Praxis nutzen wir sogenannte myofasziale Release-Techniken als Spannungsregulation, um das feste Gewebe zu durchsaften, es zu beleben, Verklebungen zu lösen und die Geweberegeneration anzukurbeln. Für die Praxis brauchen Sie zwei MyoFascial-Domes und zwei MyoFascial-Bälle. Wenn Ihnen diese Tools nicht zur Verfügung stehen, können Sie auch zwei weiche Tennisbälle nehmen.

Fascial Stretch und Rebound Elasticity – für Vitalität und Lebendigkeit, 50 Minuten 004

In dieser FaszienYoga-Praxis zum Thema Fascial Stretch und Rebound Elasticity tauchen wir mit allen Sinnen tief in unseren Körper ein und erforschen die myofaszialen Leitbahnen für eine ausgewogene und ausgeglichene Haltung. Wir experimentieren mit multidirektionalen und dynamischen Dehnimpulsen über ganze Faszienzüge, statt einzelne Muskeln zu dehnen. Wir schütteln, federn und schwingen und stärken die Elastizität des Gewebes. Wir springen lautlos wie die Ninjas und erforschen mit sinnlichen Mikrobewegungen den inneren Raum. So verfeinern wir unsere Wahrnehmung, erweitern unser Bewegungsspektrum und schaffen Raum für heilsame Erfahrungen, die es uns ermöglichen, eine spannungsfreie Haltung zu finden.

Fluid Refinement – für die Erfahrung von Raum und Freiheit, 28 Minuten 005

Wir sind alle getaktet. Unser Leben ist getaktet. Wie ein Metronom. 24 Stunden, 7 Tage die Woche. Ein straffer Plan. Heilung entsteht, wenn wir vom Takt zum Rhythmus finden. Wenn wir unseren Rhythmus finden. Deshalb die Einladung an Sie, sich in dieser FaszienYoga-Praxis so zu bewegen, wie es Ihnen guttut. Um den Körpersinn zu verfeinern, braucht es ganz viel Achtsamkeit und geschmeidige, sinnliche Bewegungen. Wenn es Ihnen gelingt, tief in den Körper einzutauchen und ihn als Raum fein und sinnlich zu erleben, stärken Sie nicht nur die Ihnen innewohnende Kraft zur Selbstregulation und Heilung. Sie können auch Verbundenheit erfahren. Und genau darum geht es im Yoga: um Verbindung. Aus dieser Verbundenheit kann sich das Gefühl des Einsseins entfalten. Im Moment sein. Anwesend und präsent. Den Atem entdecken, ihn mit der Aufmerksamkeit begleiten. Neugierig. Innere und äußere Impulse aufgreifen. Mit dem Leben im Fluss sein. So entfaltet sich ein freier Zugang zum eigenen kreativen Potenzial.

Schlusswort

Der Hatha-Yoga ist auf der rein körperlichen Ebene von seiner auf Bewusstheit und Achtsamkeit ausgerichteten Übungspraxis und den auf lange Funktionsketten ausgelegten Ganzkörperübungen, die gleichermaßen Kraft, Beweglichkeit und Koordination herausfordern, auf ganz natürliche Weise nah an den Faszien dran. Zudem gibt es verschiedene Yoga-Stile, bei denen jeweils mindestens einer der Zugangswege dominant vertreten ist – im Ashtanga-Yoga sind es die elastischen Sprünge, im Kundalini-Yoga die federnden Schwünge, im Iyengar-Yoga kann man u.a. von Seilen an der Wand hängen und es kommen Hilfsmittel zum Einsatz (z.B. Blöcke, Decken, Gurte, Seile, Stühle), im Yin-Yoga sind es die lang gehaltenen, schmelzenden Dehnungen, im Yoga-Nidra ist es die Entspannung, im Kaschmirischen Yoga entsteht jede Bewegung spontan, spürend aus einem inneren Impuls. Im ChiYoga mit seinen organischen Wellen- und Spiral-Bewegungen weben sich schließlich alle faszialen Zugangswege in die Praxis hinein.

Bisher haben wir im Westen verschiedene Trainingsmöglichkeiten entwickelt für die Muskulatur und das Herz-Kreislauf-System. Wir wissen, was für Impulse das Gehirn oder die Knochen brauchen. Jetzt können wir auch das Fasziensystem trainieren und öffnen damit einen Raum, der uns, wenn wir dort eintauchen, ganz tief und klar in uns selbst verankert. Aus diesem Gefühl des »Ganz-bei-sich-zu-Hause-Seins« können Gelassenheit, Frieden, Liebe, Mitgefühl und Toleranz entstehen, was uns noch inniger verbindet mit der Welt, den Menschen und allen Lebewesen.

lokāh samastāh sukhino bhavantu
Mögen alle Lebewesen Glück und Harmonie erfahren.

Literatur

Erik Dalton et al.: Dynamic Body – Exploring Form, Expending Function. Freedom From Pain Institute, 2011

Thomas W. Findley, Robert Schleip et al.: Fascia Research. Basic Science and Implications for Conventional and Complementary Health Care. Elsevier/Urban & Fischer, München/Jena 2007

Hans Flury: Die neue Leichtigkeit des Körpers. dtv, München 1995

Eric N. Franklin: Befreite Körper. VAK Verlags GmbH, Kirchzarten 1999

Astrid Geiger: Faszien – Schlüssel zur Stabilität, Sensomotorik und Symmetrie. VDM Verlag, Saarbrücken 2009

Donald E. Ingber: Architekturen des Lebens. In: Spektrum der Wissenschaft 3/1998

Helene M. Langevin: Connective Tissue: a body-wide signaling network?, Med Hypothesis, 2006

Stephen M. Levin, Danièle-Claude Martin: Biotensegrity. The Mechanics of Fascia. In: Fascia Research. Basic Science and Implications for Conventional and Complementary Health Care, Hrsg. v. Findley & Schleip, Elsevier/Urban & Fischer, München/Jena 2007

Roland Liebscher-Bracht; Petra Bracht: Deutschland hat Rücken. Mosaik, München 2018.

Thomas Myers: Anatomy Trains – Myofasziale Meridiane. Elsevier/Urban & Fischer, München, 1. Aufl. 2004

Robert Schleip: Der aufrechte Mensch – die besten Übungen für ein gesundes Körperbewusstsein. Südwest Verlag, München 2009

Robert Schleip, Johanna Bayer: Faszien-Fitness – vital, elastisch, dynamisch in Alltag und Sport. Riva Verlag, München 2014

Robert Schleip, Thomas W. Findley, Leon Chaitow et al.: Fascia. The Tensional Network of the Human Body. Churchill Livingstone/Elsevier Science, Edinburgh 2012

Robert Schleip, Thomas W. Findley, Leon Chaitow, Peter A. Huijing: Lehrbuch Faszien: Grundlagen – Behandlung – Forschung. Elsevier/Urban & Fischer, München 2014

Lucia Schmidt: Atmen – jetzt. Nymphenburger, München 2013

Lucia Schmidt: DetoxYoga. Nymphenburger, München 2014

Lucia Schmidt: Das HandHeilbuch.
Einfache Übungen, um Beschwerden zu lindern, die Hände zu kräftigen und die Beweglichkeit zu erhalten. Knaur, München 2020.

Lucia Schmidt: FaszienYoga für Schultern, Nacken und Handgelenke. Nymphenburger, Stuttgart 2021.R.

Louis Schultz, Rosemary Feitis: The Endless Web. Fascial Anatomy and Physical Reality. North Atlantic Books, Berkeley 1996

Peter Schwind: Faszien – Gewebe des Lebens. Das geheimnisvolle Netzwerk des Körpers und seine Bedeutung für unsere Gesundheit. Irisiana Verlag, München 2014

Claus-Heinrich Siemsen, Heimbert Dittrich: Kräfteverteilungen im Körper des Menschen am Beispiel von Gewichthebern – Tensegrity als Erklärungsmodell. In: Osteopathische Medizin – Zeitschrift für ganzheitliche Heilverfahren, Band 10, Ausgabe 3, 1. September 2009, S. 14–18

Gunda Slomka, Petra Regelin: Stretching – aber richtig! Mehr Wohlbefinden und Leistungsfähigkeit durch gezielte Muskeldehnung. BLV Verlag, München 2005

Carla Stecco: Functional Atlas of the Human Fascial System. Churchill Living-stone/Elsevier, Edinburgh u.a. 2015

Klaas Stechmann: Faszien selbst behandeln. Endlich schmerzfrei werden. Berlin 2015.

Stephen Typaldos: Orthopathische Medizin – die Verbindung von Orthopädie und Osteopathie durch das Fasziendistorsionsmodell. European FDM Association, Kötzting 1999

Helga Pohl: Unerklärliche Beschwerden? Chronische Schmerzen und andere Leiden körpertherapeutisch verstehen und behandeln. Knaur, München 2010.

Christopher Vasey: Das Säure-Basen-Gleichgewicht. Knaur, München 2005.

Wissenschaftliche Studien zu Faszien

Casato G, et al.: Role of fasciae in nonspecific low back pain (2019). https://pubmed.ncbi.nlm.nih.gov/31579477/

Chung-Hsun Chang, Wen-Chung Tsai, Miao-Sui Lin, Ya-Hui Hsu, and Jong-Hwei Su Pang: »The Promoting Effect of Pentadecapeptide BPC 157 on Tendon Healing Involves Tendon Outgrowth, Cell Survival, and Cell Migration.« Journal of Applied Physiology110 (3) (2011): 774-780. doi:10.1152/japplphysiol.00945.2010

Fede C, et al.: »Hormone receptor expression in human fascial tissue.« EJH60, no. 4 (2016). https://pubmed.ncbi.nlm.nih.gov/28076930/

Franklyn-Miller A, et al.: The Strain Patterns of the Deep Fascia of the Lower Limb, 2009, Fascia Research 11: Basic Science and Implications for Conventional and Complementary Health Care. https://www.semanticscholar.org/paper/The-Strain-Patterns-of-the-Deep-Fascia-of-the-Lower-Falvey-Clark/616c139d2c675c8871ebb71d7c243eae4aa14ba2

Gwyer D, Wragg N, Wilson S: »Gastric Pentadecapeptide Body Protection Compound BPC 157 and its Role in Accelerating Musculoskeletal Soft Tissue Healing.« Cell and Tissue Research377 (2) (2019): 153-159. doi:10.1007/s00441-019-03016-8.https://www.ncbi.nlm.nih.gov/pubmed/30915550

Hoheisel U, et al.: Innervation changes induced by inflammation of the rat thoracolumbar fascia (2015). https://pubmed.ncbi.nlm.nih.gov/26003735/

Klyne DM, et al.: Does the Interaction between Local and Systemic Inflammation Provide a Link from Psychology and Lifestyle to Tissue Health in Musculoskeletal Conditions? (2021). https://pubmed.ncbi.nlm.nih.gov/34298917/

Langevin HM, et al.: Reduced thoracolumbar fascia shear strain in human chronic low back pain (2011). https://pubmed.ncbi.nlm.

nih.gov/21929806/

Langevin HM: Fascia Mobility, Proprioception, and Myofascial Pain. Life (Basel). 2021 Jul 8;11(7):668. doi: 10.3390/life11070668. PMID: 34357040 Free PMC article. Review

Liptan GL: »Fascia: A missing link in our understanding of the pathology of fibromyalgia.« J body mov ther14, no. 1 (2010): 3-12. https://pubmed.ncbi.nlm.nih.gov/20006283/

Mense S: Innervation of thoracolumbar fascia (2019). https://pubmed.ncbi.nlm.nih.gov/31579474/

Parisien L, et al.: Acute inflammatory response via neutrophil activation protects against thedevelopment of chronic pain, Sci. Transl. Med., 14 (644). https://www.researchgate.net/publication/360530666_Acute_inflammatory_response_via_neutrophil_activation_protects_against_the_development_of_chronic_pain

Pavan PG, Stecco A, Stern R, Stecco C: »Painful connections: densification versus fibrosis of fascia.« Current pain and headache reports18, no. 8 (2014): 441. https://pubmed.ncbi.nlm.nih.gov/25063495/

Romani W, et al.: »The correlations between estradiol, estrone, estriol, progesterone, and sex hormone-binding globulin and anterior cruciate ligament stiffness in healthy, active females.« JWH12, no. 3 (2003): 287-298. https://pubmed.ncbi.nlm.nih.gov/12804359/

Sinhorim L, et al.: Potential Nociceptive Role of the Thoracolumbar Fascia: A Scope Review Involving In Vivo and Ex Vivo Studies (2021). https://pubmed.ncbi.nlm.nih.gov/34640360/

Stecco A, Gesi M, Stecco C, Stern R: Fascial components of the myofascial pain syndrome. Curr Pain Headache Rep. 2013 Aug;17(8):352. doi: 10.1007/s11916-013-0352-9.PMID: 23801005

Stecco A, et al.: Ultrasonography in myofascial neck pain: randomized clinical trial for diagnosis and follow-up (2014). https://pubmed.ncbi.nlm.nih.gov/23975091/

Tuckey B, et al.: Impaired Lymphatic Drainage and Interstitial Inflammatory Stasis in Chronic Musculoskeletal and Idiopathic Pain Syndromes: Exploring a Novel Mechanism (2021). https://www.frontiersin.org/articles/10.3389/fpain.2021.691740/full

Vita M, et al.: »Influence of female hormones on fascia elasticity: An elastography study.« Clinical Anatomy (2019). https://pubmed.ncbi.nlm.nih.gov/31314923/

Wilke J, Macchi V, De Caro R, Stecco C: Fascia thickness, aging and flexibility: is there an association? J Anat. 2019 Jan;234(1):43-49. doi: 10.1111/joa.12902. Epub 2018 Nov 11.PMID: 30417344

Wilke J, Schleip R, Klingler W, Stecco C: The Lumbodorsal Fascia as a Potential Source of Low Back Pain: A Narrative Review. Biomed Res Int. 2017;2017:5349620. doi: 10.1155/2017/5349620. Epub 2017 May 11.PMID: 28584816

Adressen und Kontakte

Für Workshops, FaszienYoga,
Yoga-Ausbildungen, Yoga-Ferien etc.
mit Lucia (Luna) Schmidt:
www.body-mind-spirit.ch

Online-Yogastudio für Yoga mit Lucia Schmidt.
Unter folgendem Link können Sie die Plattform einen Monat lang kostenlos testen: *www.yogaeasy.de/luna*

YouTube Kanal BodyMindSpirit Zürich von Lucia (Luna) Schmidt:
www.youtube.com/BodyMindSpiritZürich

Adressen für die MyoFascial-Tools:
Schweiz: *www.body-mind-spirit.ch*
und *www.vistawell.ch*
Deutschland: *www.faszientools.com*
Österreich: *www.faszien-rollen.com*

Adresse für Übungsmatten:
www.calyana.com
www.yogistar.com

Adresse für nachhaltige Yoga-Bekleidung:
www.lilikoi-passion.com
www.kismet-yogastyle.com

Adresse für Silikoncups:
www.bellabambi.de

Adresse für myofasziale Tapes:
www.flexotape.com

Die Autorin

Lucia (Luna) Schmidt
Yogalehrerin (BDY/EYU),
Atemtherapeutin, HeilErinnerin

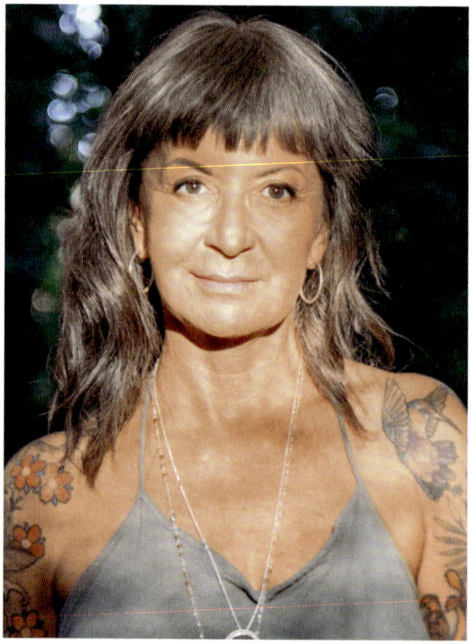

Lucia Schmidt gehört zu den Pionierinnen des modernen Yoga in Deutschland, Österreich und der Schweiz. Ihren Bekanntheitsgrad verdankt sie ihrem einzigartigen Talent, die Essenz der zeitlosen Yoga-Lehren in einer zeitgemäßen, alltagsnahen und verständlichen Sprache weiterzugeben und als »Art of Living« Menschen mit einem westlich geprägten Lebensstil zu vermitteln.

Lucia besitzt die Fähigkeit, komplexe Themen verständlich und einfach zu erklären, ohne dadurch an Tiefe zu verlieren. Sie hat einen unvergleichlichen, undogmatischen Unterrichtsstil entwickelt, der tief in Yoga gegründet ist. Dabei nutzt sie die vielfältigen Methoden des Yoga nicht nur, um Gesundheit und Wohlbefinden zu unterstützen, sondern auch, um Spiritualität zu leben.

Ihr FaszienYoga ist geprägt durch fundierte Ausbildungen, viel Erfahrung, dem Transfer und die Integration aktueller Forschungsergebnisse in die Yogapraxis sowie ihre Offenheit, Neugier, Experimentierfreudigkeit und Feinfühligkeit, die viel Freiraum für Individualität lässt. Ihr Unterricht ist ein Angebot, die eigene Wahrnehmung zu verfeinern, sie nach innen zu richten, um bewusster im Hier und Jetzt zu leben und in die Erfahrung des »Seins« eintzutauchen. Ihr gelingt es immer wieder, einen Raum zu schaffen, der es erlaubt, sich selbst darin zu entfalten, deine eigene Praxis und das eigene Verständnis von

Yoga, von sich selbst und der umgebenden Welt zu vertiefen.

Seit 1993 ist Lucia in der Erwachsenenbildung tätig und gefragte Dozentin innerhalb verschiedener Yogalehrer-Ausbildungen. Für den nymphenburger-Verlag hat sie vier Bücher geschrieben »Atmen – jetzt«, erschienen 2013, »DetoxYoga«, erschienen 2014, »FaszienYoga«, erschienen 2015 sowie »YogaTherapie für Schultern, Nacken und Handgelenke«, 2021. Bei Knaur erschienen ihr »HandHeilbuch« 2020 und »Das RückenHeilbuch für Frauen« 2022. Sie leitet weltweit Seminare, Workshops und Retreats und unterrichtet an ihrem Ausbildungsinstitut Body-MindSpirit in Zürich.

www.body-mind-spirit.ch

Bildnachweis

60 Farbfotos wurden von Simon Bolzern für dieses Buch aufgenommen (alle Übungsfotos, sowie S. 52 und S.100).

Mit 60 Farbfotos von Simon Bolzern, einem Foto von Simon Bamberger (S.104), einem Foto von Markus Erhard (S.107) und einem Foto von Kerstin Zaunbrecher (S.172)
Mit 7 Illustrationen von Shutterstock (S. 26 von almandreev, S. 73 von Bahau, S. 75 von Julia Soul Art, S. 94und S.151 von Magicleaf), einer Illustration von Mascha Greune (S. 63), einer Illustration von © Tom Flemons 2006, www.intensiondesigns.com (S. 54), einer Illustration von Thomas W. Myers. Anatomy Trains. Myofasziale Leitbahnen. Elsevier/Urban & Fischer Verlag, München, 2. Aufl. 2010, S. 9, © Elsevier GmbH (S. 55) und einer Illustration von www.fascialnet.com/ Dr. Robert Schleip (Wikimedia Commons) (S. 71)

Impressum

Umschlaggestaltung von Gramisci Editorial Design, München / Claudia Geffert unter Verwendung von 3 Farbfotos von Simon Bolzern (Cover und Übungsfotos) und einer Illustration von Shutterstock (lavendertime).

Haftungsausschluss

Alle Angaben in diesem Buch erfolgen nach bestem Wissen und Gewissen. Sorgfalt bei der Umsetzung ist indes dennoch geboten. Der Verlag und die Autorin übernehmen keinerlei Haftung für Personen-, Sach- oder Vermögensschäden, die aus der Anwendung der vorgestellten Materialien, Methoden oder Informationen entstehen könnten.

Unser gesamtes Programm finden Sie unter **kosmos.de/nymphenburger**

Gedruckt auf chlorfrei gebleichtem Papier

Aktualisierte Ausgabe

ISBN 978-3-96860-079-6
Projektleitung und Redaktion: Ramona Kapp
Gestaltung und Satz: Grafikdesign Storch/Ulrike Vohla, Rosenheim
Produktion: Angela List
Druck und Bindung: Westermann Druck Zwickau GmbH, Zwickau
Printed in Germany / Imprimé en Allemagne

FSC
www.fsc.org
MIX
Papier | Fördert gute Waldnutzung
FSC® C110508

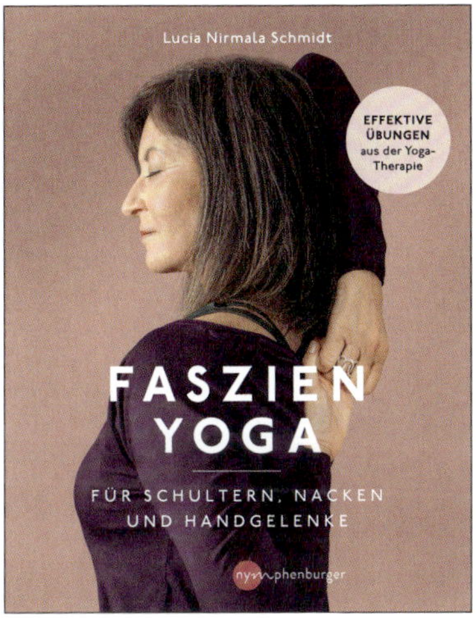

Yoga für Vielsitzer

Viele Menschen leiden durch die Tätigkeit am PC an schmerzenden Handgelenken, einer steifen Schultern-Nacken-Region und Spannungskopfschmerzen. Dieses Buch der renommierten Yogalehrerin Lucia Nirmala Schmidt zeigt erstmals, wie man durch gezieltes Training der Faszien die Körperstruktur in diesen Bereichen neu ausrichtet und ordnet. So verschwinden nicht nur die Schmerzen, sondern man wird auch beweglicher und bekommt eine gesunde, aufrechte Haltung. Mit Übungen zur Selbsttherapie und vielen Tipps für den Alltag.

Lucia Schmidt
FASZIEN-YOGA für Schultern, Nacken und Handgelenke
160 Seiten · ISBN 978-3-96860-024-6

nymphenburger

kosmos.de/nymphenburger